スイナ式中国整体

肉体と心と精神のバランスをとる
健康と治療の秘技

マリア・マーカティ 著

赤星 里栄 訳

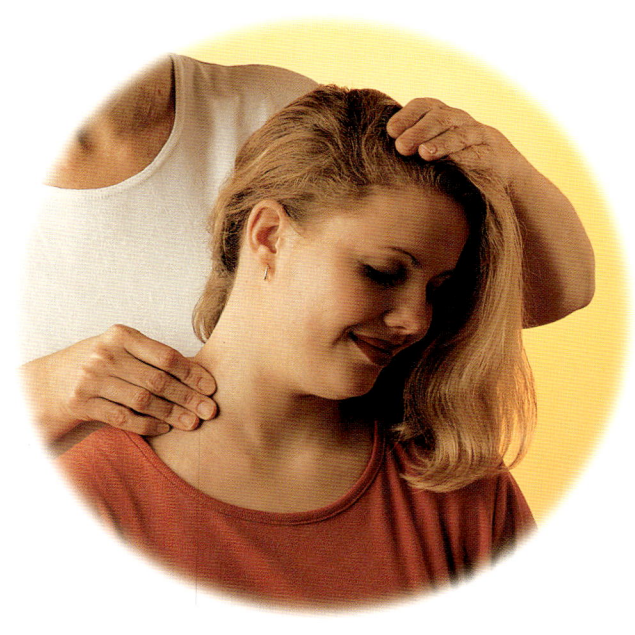

STEP-BY-STEP
TUI 推拿 NA

A GAIA ORIGINAL
ガイア・ブックスの本は、
"自給自足に生きる地球"というガイアの視点を重んじ、
読者の皆様が個人と地球のより良い調和の中で暮らすためのお手伝いをします。

STEP BY STEP TUINA

Editors	Caroline Sheldrick, Katherine Pate
Designer	Lucy Guenot
Illustrator	Aziz Khan
Managing Editor	Pip Morgan
Production	Lyn Kirby
Direction	Joss Pearson, Patrick Nugent

Copyright © 1997 Gaia Books Limited, London
Text copyright © 1997 Maria Mercati

安全に関する注意点

　本書に書かれたテクニックや治療法は、読者の皆さまの判断と責任において行われるべきものです。注意事項は必ず精読し、自分の健康状態に不安がある場合は、必ず医師に相談してください。

　推拿は、本書中のアドバイスに従って行う限りは非常に安全な治療方法です。最大の効用は、慢性の痛みを和らげてくれることですが、それ以外の一般的な疾病の治療にも幅広く活用できます。あらゆる刺激の強いマッサージと同様に、推拿も、ガンや重度の心臓病、骨粗しょう症の方にはお勧めできません。禁忌事項は12ページにまとめてありますが、妊娠中に避けるべき施術については、該当する箇所にそれぞれ太字で注意書きを入れてあります。

目次

著者より　　　　　　　　　　8
本書の使い方　　　　　　　　9

第1章
推拿の持つ可能性　　　　10

第2章
中医学について　　　　14

第3章
経絡とツボ　　　　22
肝経（かんけい）　　　　28
胆経（たんけい）　　　　30
心経（しんけい）　　　　33
小腸経（しょうちょうけい）　　　　34
心包経（しんぽうけい）　　　　35
三焦経（さんしょうけい）　　　　36
脾経（ひけい）　　　　38
胃経（いけい）　　　　40
肺経（はいけい）　　　　43
大腸経（だいちょうけい）　　　　44
腎経（じんけい）　　　　46
膀胱経（ぼうこうけい）　　　　48
任脈（にんみゃく）　　　　50
督脈（とくみゃく）　　　　51

第4章
推拿テクニック　　　　52
軟組織マッサージ　　　　53
按法（あんぽう）　　　　54
拿法（なほう）　　　　56
揉法（じゅうほう）　　　　58
擦法（さっぽう）　　　　60
推法（すいほう）　　　　62
振法（しんぽう）　　　　62
一指禅推法（いっしぜんすいほう）　　　　63
断筋法（だんきんほう）　　　　63
㨰法（こんぽう）　　　　64
叩打法（こうだほう）　　　　66

ペアマッサージ　　　　68
抖法（とうほう）　　　　68
屈伸　　　　71
揺法（ようほう）　　　　73
扳法（ぱんほう）　　　　76
ストレッチ　　　　78

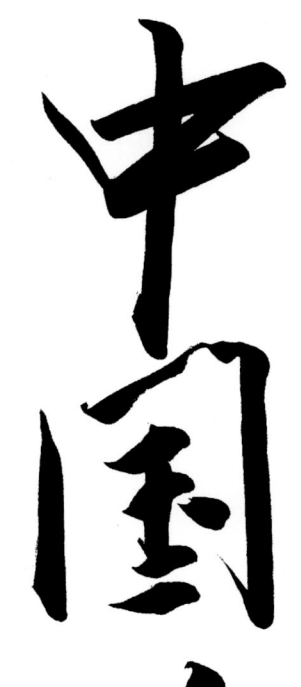

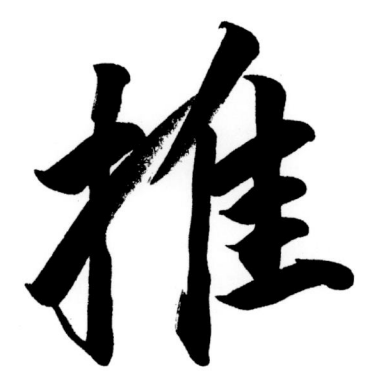

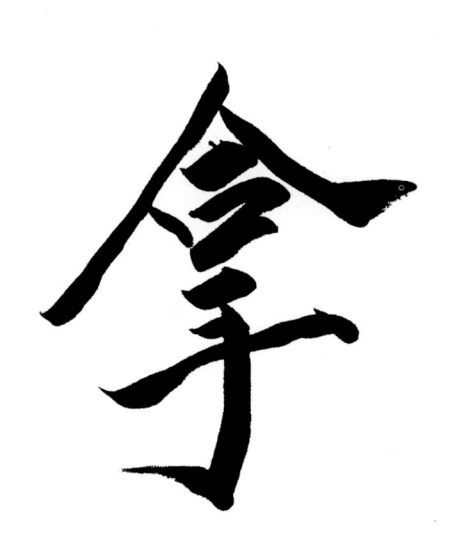

第5章
全身健康推拿　　　　　　80
- 首と肩のマッサージ　　　　　　82
- 肩、腕、手のマッサージ　　　　85
- 背中とでん部のマッサージ　　　99
- 脚の裏面と足の裏のマッサージ　107
- 背中下部、でん部、脚のマッサージ　112
- 脚の前面と足の甲のマッサージ　114
- 腹部と胸部のマッサージ　　　　119
- 顔、頭、首のマッサージ　　　　122

第6章
毎日の生活と推拿　　　　　126
- スポーツ障害を含めた慢性・急性の痛み　128
- 一般的な疾病　　　　　　　　　132
- 幼児のための推拿　　　　　　　134
- 思春期の推拿　　　　　　　　　135
- 熟年のための推拿　　　　　　　136
- ひとりでやる推拿　　　　　　　137

- 解説　　　　138
- 用語　　　　140
- 関連情報　　141
- 索引　　　　142

中国推拿

著者より

　私と推拿との出会いは、体が不自由だった私が、自分の体の痛みを和らげるための治療法を探していたときのことでした。私は子供のころにわずらった腰の変形性関節炎のせいで、大人になってからも、立ったり、ほんの短距離を歩いたりするだけで痛みを感じていたのです。

　4年間暮らしたインドネシアで、本格的な東洋マッサージの治癒力を知った私は、マッサージ師としてのトレーニングに励みました。イギリスに戻り、インドネシアで毎週受けていた治療がストップすると、治療のおかげで動きがよくなっていた私の体がまた動かなくなり、症状が悪化してしまったのです。いろいろなセラピーを試してみたのですが、どれも効果はありませんでした。西洋医学の医師たちは皆、私に痛み止めを処方し、腰の手術を勧めました。しかし私はそのとき、手術をしに病院へ行く代わりに、中国へ行って推拿を学ぼうと決めたのです。

　中国では、伝統的医療にたずさわっている先生方の熱心で根気のいい指導のもと、私が求めていた治療法や知識を身につけることができました。そのおかげで、私の人生に新しい幕開けが訪れたのです。

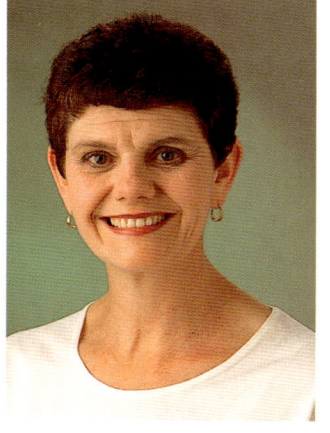

　その当時西欧では、鍼治療と漢方薬はすでに知られていましたが、推拿という言葉を聞いたことがある人はほとんどいませんでした。でも私は推拿から言葉では言い尽くせないほどの恩恵を受けたので、この素晴らしさを西欧の人々にもぜひ体験してもらいたいと考え、それが私の生涯の使命となりました。私はさらに勉強し、実践し、ときには中国に行って、上海や威海（ウェイハイ）、西安の病院や診療所で中国人医師に推拿や鍼治療の教えを請いました。

　私の体が痛みもなくよく動いて働ける状態を維持するためには、ほぼ毎日推拿マッサージを受けなければなりませんでした。私の家族は、推拿によって見違えるようになった私や、エネルギーや情熱や活力に満たされていく患者さんを見て、この治療方法にとても興味を示すようになりました。そして家族から推拿マッサージを受けられるようにと、夫と3人の娘たち、そして息子にも推拿のテクニックを教えているうちに、推拿は私だけでなく家族の生活にも大きな位置を占めるようになったのです。上の2人の娘は、いまや資格を持った推拿セラピストとしてロンドンで働き、夫と息子は私たちがチェルトナムに設立した「ボディーハーモニクス・センター」で一緒に仕事をしています。

　さまざまな医療系の集まりでも、推拿やそれ以外の中医学に対する注目は高まっており、より詳しい情報を求める声が挙がっていますし、教育機関やトレーニング機関からは体系的な教育システムを確立してほしいという要望も寄せられています。これらの要望に応え、私たちの「ボディーハーモニクス・センター」でも教育部門を新たに作り、定期的に講座を開いています。

　私がこれまで、他の治療法では効果がほとんどなかったという、たくさんの体の不自由な人々を治療してきて分かったことは、痛み止めの薬や手術に代わる治療法が本当に存在するのだということです。推拿は私の人生、そして多くの私の患者さんの人生を変えてくれました。この本を読んでくださる皆様にも同じ効果があることを願っています。

Maria Mercati

本書の使い方

本書では、力強いマッサージと手技療法という古くから伝わる治療技術の施術法を総合的に紹介しています。これまでどんなマッサージ治療も受けたことがない人にも読みやすく、また系統立ててまとめてありますから、推拿以外の肉体的療法や中医学の専門家にも役立つ本です。

第1章と第2章では、推拿の特徴を挙げ、四千年にわたる中医学の中にそのルーツをたどっていきます。この2つの章で、次章以降の実践的なテクニックが生まれる元となった、重要な背景が明らかになります。第3章では体のエネルギーの通り道とそのエネルギーの流れを刺激するツボをイラストつきで解説しています。まず第3章の内容をしっかりと自分のものにしてから、第4章で紹介してある軟組織マッサージおよびペアマッサージのテクニック、さらに最後の2つの章に説明する治療法へと進みましょう。

第5章の全身健康推拿は、著者が独自に編み出した自然治療法です。体の各部位に順番に重点を置きながら治療していくことで、体のエネルギーバランスを取り戻し、体と心と精神に健康と幸せをもたらします。推拿の各テクニックをマスターし、この全身健康推拿の施術法を覚えたら、あとはマッサージを受ける側の状態に合わせてやり方を修正することも可能です。

第6章では、一般的な体の状態や疾病に適した治療法が紹介されています。その中でも推拿が特に素晴らしい効果をもたらすことができる分野は、捻挫や筋肉の損傷といったスポーツ障害に対する治療です。その他にも幼児や思春期の若者、熟年それぞれに適したマッサージ方法も紹介してあります。

推拿は治療を施す医学的な行為ですから、正確を記すために、テクニックや施術方法は解剖学的な用語を用いて説明する必要があります。この解剖学用語に関しては、体の骨格と筋肉の図を示した「解説」のページと、そのあとの「用語」のページを参照してください。

中医学では、内臓の名前など、西洋医学における意味よりも幅広い意味が含まれている解剖学的用語がたくさんあります（16ページ参照）。本書では、中国語で特別の意味を持つ単語を使う場合、一般的な意味と区別するためにカギ括弧を付けて記しました。

第1章

推拿
スイ　ナ
推拿の持つ可能性

　推拿マッサージは、鍼治療、漢方薬と並んで、中医学に古くから伝わる治療法のひとつです。最古の中国医学については、「内経」（「黄帝内経」）に記されており、その歴史は紀元前二千三百年ごろにまでさかのぼります。この伝説的な専門書には、マッサージについての章も何章かあります。このように中国では推拿が用いられて四千年以上が経ち、いまでは中国全土の病院や診療所でその施術を受けることができますが、西欧社会にはまだその名が知られたばかりなのです。

　「推拿」という名前には、手技を使って治療を施す、この活気あふれる療法の性質がよく表れています（推拿の「推」は「押す」、「拿」は「つかむ」という意味）。中国で推拿のマッサージ師が施術を行う対象は、西欧で整骨医やカイロプラクター（脊柱指圧療法士）、理学療法士、スポーツセラピストが受け持つような患者ですが、推拿は、筋肉や関節に治療を施すだけでなく、体内の生命エネルギーの流れにも働きかけを行うものなので、いま挙げたようなセラピーよりも高い効果を与えることができるのです。中国哲学では、この生命エネルギーは「気」（「ちー」と発音される）と呼ばれ、全宇宙に広がっていて、あらゆる生命に活力を与えるものと考えられています。また体内では、経絡（けいらく）と呼ばれる通り道を通ってあらゆる内臓や細胞、そして精神にエネルギーを供給しているのです。気と経絡については、第2章と第3章に詳しく説明してあります。

　推拿は、経絡と経絡上の特定のツボに圧力をかけ、気が体中をスムーズに、そして均等に流れるようにしてやるマッサージです。体内に気を分配するという行為には、肉体だけでなく感情、知性、精神といった人間のすべての側面を、根本から幸せにする効果があります。中国医学では、あらゆる病気は、気の流れが遮断されたか、アンバランスになったことが原因で起こると考えられています。気がバランスよく流れていれば、リラックス感を得られ、自信が持て、エネルギーや気力に満たされます。体のコリや痛みなどもなく、元気いっぱいで、エネルギーに満ちあふれ、文字通り輝いた状態でいられるのです。おそらく誰もがこのような気分を経験したことがあると思いますが、その回数は非常に少ないのではないでしょうか。つまり私達は、ほとんどの時間を、エネルギーレベルが最高値にまで達していない状態で過ごしているのです。

気の流れを左右する要因

　体内の気の流れを妨げるものとしては、多くの肉体的、感情的な要因が考えられますが、それらは「過剰」と「不足」の2つに大きく分類されます。「過剰」として挙げられるのは、西欧の生活様式に顕著に見られるストレス、働きすぎ、食べすぎ、一方「不足」としては、貧しい食生活、運動不足、そして睡眠不足などが一般的です。成功してステータスを獲得し、仲間内や同僚の中で認められたいというプレッシャーによって、それらの目標に到達するために必要となる外面と弱った精神や肉体を回復させようとする内面とのバランスが崩れてしまうこともあります。このようにアンバランスな状態に陥ると、外へ向かってより大きな力を発揮しようとして、砂糖を多く含む食品や紅茶やコーヒーなどの刺激物を摂りすぎたり、リラックスする代わりにアルコールやタバコの力を借りてしまったりすることになるのです。

　中国では、非常に激しい感情を持つことも「過剰」のひとつと見なされ、過度の喜びや恐れ、悲しみ、憂いは、すべて体内の気のスムーズな流れに悪影響を与えると考えられています。各「内臓」は、それぞれある特定の感情と関係しており、例えば悲しみの感情は肺に影響を与え、それが息切れや肺の機能の衰えといった症状として表れてくるのです。これらの相互関係については第2章で詳しく説明します。もちろん感情を持つのはとても健康的なことですが、例えば興奮しすぎると気の流れを過度に刺激してしまい、イライラや不眠症などを引き起こす原因となりますし、また怒りの感情を持ちつづけていると、気が滅入ってくることもあります。

　このように、あらゆる「過剰」や「不足」は気のバランスを崩す要因になります。これに対して、質のいい睡眠、リラクゼーション、定期的な運動、適切な食事、そして友好的な人間関係といったものは、すべて気のスムーズな流れを促進してくれるものです。生活全般にわたって、すべてを常にバランスよく調和させることが理想なのですが、それは不可能ではないにしろ非常に難しいことです。このように内的な要因と外的な要因のバランスが取れなくなり気のバランスが崩れたとき、それを回復させるための強力かつ有効な手段が推拿なのです。

指圧—推拿から派生した療法

　推拿は約千年前に日本にも紹介され、その療法が修正されてできたものが、現在の指圧です。推拿も指圧も、経絡内および体中に気がバランスよく流れるようにすることを目的としているのは同じですが、その手法は異なります。指圧は、テクニックの数も少なく、いずれも1ヶ所をゆっくりと長時間押す動作のため、動かずリラックスした状態で、ほとんど力を使わずに施術を行うことも可能です。一方推拿は、つまむ、強く押す、そしてもむといった力強くて激しいテクニックを何種類も使って、気に直接働きかけを行います。

推拿の手法

　推拿は、肉体、心、そして精神全体の気の流れのバランスを取る自然療法です。トレーニングを受けた施術者は、患者の健康状態や生活様式について質問をしながら体調を注意深く観察し、気のバランスが悪いところを見つけていきます。こうすることによって、調和を取り戻すための施術を必要としている経絡がどれで、その経絡上のどのツボを刺激するのが最も効果的なのかが分かるのです。

　このように、施術者と受術者との間で活発にコミュニケーションを交わし、お互いをよく知ることが、推拿治療の基礎となります。マッサージをしている間も患者から、どうすると気持ちよくてどうすると痛むのかを教えてもらうことで、マッサージ師は治療すべきツボや、そのツボを押す力加減を知ることができるのです。推拿は、患者との気のやり取りを通して、マッサージ師の側にも肉体的、内面的なエネルギーを与えてくれます。マッサージ師たちは、自分自身のエネルギーレベルが低く、気分がよくない

ときには、決して施術を行いません。そのような状態では、患者と気のやり取りをすることなどできないからです。

万人治療法

中国では、5歳以上なら誰でも推拿マッサージを受けることができます。もちろん幼児や年少者は、まだ経絡が十分に発達していませんので、施術の方法が違ってきます。推拿はとても安全な治療法で、万が一、間違ったツボを刺激してしまった場合でも、アザだけができて何の効果も現れないというだけで、体に深刻なダメージを与えることはありません。気の流れも、そのうち自然に元のバランスに戻っていきます。

どんなマッサージ治療も、右上に挙げてあるような、ある重度の症状にかかっている人にはお勧めできません。本書では、ある特定の症状を持つ人にやってはいけないマッサージは、下に太字で注意書きを添えてあります。

推拿マッサージは、スポーツ障害や、筋肉や関節の消耗および断裂、慢性的ストレスなどあらゆることが原因で起こる筋肉と関節の痛みを解消するのに特に有効です。また、ストレスからくる体の不調の治療にも素晴らしい効果をもたらします。あらゆるマッサージ治療は、体をリラックスさせる手助けをしてくれますが、推拿マッサージは筋肉をほぐすだけでなく、気の流れに直接働きかけてストレスと関係している内面のエネルギーバランスをも整えてくれるのです。悩みのタネとなる便秘などの慢性的な症状の多くは、ストレスでさらに悪化してしまうものですが、推拿を使ってある特定のツボを強くマッサージすると、見違えるように症状を和らげることができます。推拿は、さまざまな疾病や体の不調によい影響を与えるだけでなく、活力や幸福感をも沸きあがらせるので、それによって今度は免疫システムが刺激を受け、全身の健康が促進されるわけです。

本書は、さまざまな一般的疾病から引き起こされる症状や痛みを和らげるのに役立つテクニックをご紹介する本です。とはいっても専門の医療の代わりになるものではありませんので、症状が改善されないようなら、資格を持ったマッサージ師や医師の診察を必ず受けてください。

推拿をやってはいけない場合

- 重度の心臓病、ガン、特に皮膚ガンやリンパ系のガンの人には、推拿はお勧めできません。
- 骨粗しょう症の人にはマッサージはしないこと。
- 腰まわりに人工関節を装着している場合は、そのエリアの推拿マッサージはしないこと。
- 炎症を起こしている皮膚や傷のある皮膚、または湿疹、乾癬(かんせん)、帯状疱疹(ヘルペス)といった症状の皮膚に、直接マッサージを行うのは避けること。施術は、このような症状のある部分以外から行ってください。
- 妊婦には、背中下部と腹部へのマッサージは行わないこと。それ以外にも、妊娠中に刺激してはいけないツボがいくつかあります。それらについては、該当のツボが出てくる箇所に注意書きを添えておきました。

推拿療法とは

推拿は、マッサージする側もそれを受ける側も、体を動かすことが要求されますので、両者とも着心地がよく、動きやすい楽な服を身につける必要があります。合成繊維の服は気の流れに影響を与えてしまいますので、綿素材が最適です。マッサージは服の上から行い、オイルなどは使いません。

施術を行う場所は、居心地がよく暖かい部屋であることが条件です。マッサージを受けるときの体勢は、体のどの部分をマッサージしてもらうかによって、イスにまっすぐ腰掛けるか、マッサージ台の上に体を横たえるかのどちらかになります。マッサージ台の代わりに、腰の高さの硬いテーブルに毛布を敷いて使ってもいいでしょう。ただしベッドでは柔らかすぎて十分に体を支えることができません。マッサージを行う前の準備については、第5章に詳しく説明してあります。

推拿マッサージの中には、最初は気持ちいいと感じられない手技もあるかもしれませんが、耐えられないような痛みを感じることも決してありません。力強くもまれたり押されたりしたあとは、体の組織も筋肉も心地よいリラックス感に満たされ、なおかつ活力がみなぎった状態になるはずです。

推拿マッサージは、全身の筋骨格システムだけでなく、すべての内臓をくまなく刺激するものです。そして推拿で気の流れのバランスが回復すると、心と感情もよい影響を受けます。推拿マッサージを受けた人は、そのほとんどがいきいきとして幸せな気持ちになり、エネルギーに満ちあふれた状態になるのです。しかし他の本格的マッサージを受けたときと同様、推拿マッサージによって患者の押さえていた感情的エネルギーが開放され、マッサージが終わってすぐ、または1日か2日経ったあとに、患者が涙もろくなったり感情的になったりすることもあります。このような状態になったとき中国では、開放された否定的な感情をまず理解し、それから解放してやるという手法を使っています。

本書では、中医学から見た健康と病気の要因を説明し、自然療法的な全身健康推拿の実践的な手法、さらには一般的な疾病や体の不調を治療するテクニックをご紹介していきます。第2章では、中医学の考え方と西洋医学との違いを説明し、第3章では、推拿で使われる14の経絡をイラストにして、読者の皆さんがツボ(気の流れに最も効率よく働きかけられる経絡上のポイント)を見つけやすいように努めました。

第4章には、推拿マッサージで使われる基本のテクニックをまとめました。まず「軟組織マッサージ」では、気のスムーズな流れを促進するために、体内組織を静的または動的に押す方法を紹介しています。この軟組織マッサージのテクニックには、引っ張る、強く押す、つまむ、そしてもむといった手技が含まれます。この章の後半は、ペアマッサージ・テクニックの説明です。これは整骨治療やカイロプラクティックで使われる手法と似ていますが、それらに気の流れを調整するという効用が加わります。第5章や第6章に紹介する治療方法の中で出てきたときにすぐできるように、この章で紹介してあるテクニックは、すべて十分に理解して自分のものにしておくことが必要です。

第5章の「全身健康推拿」では、実際にパートナーに推拿マッサージを行う場合の手法をステップ・バイ・ステップで解説してあります。まず首と肩から始め、次に両腕、背中、両脚、足首から下と進み、最後に胴体全面、頭とマッサージしていきます。

推拿マッサージが特に高い効果をもたらすのが、筋肉や関節へのスポーツ障害であり、第6章にその治療法のいくつかを挙げておきました。この章ではその他に、一般的な疾病や体の不調を治す手法、そして幼児、思春期、熟年のための推拿テクニックも紹介してあります。推拿の主要な効果は、マッサージを施す側とそれを受ける側の気のやり取りから得られるものですが、推拿のテクニックの中には、自分ひとりで行っても効果が得られるものもあります。それらは「ひとりでやる推拿」の項に説明しておきました。このテクニックを毎日行えば、自分自身のエネルギーレベルを上昇させることができ、それが免疫システムを刺激して健康と幸福感が促進され、毎日がバラ色に輝くようになるでしょう。

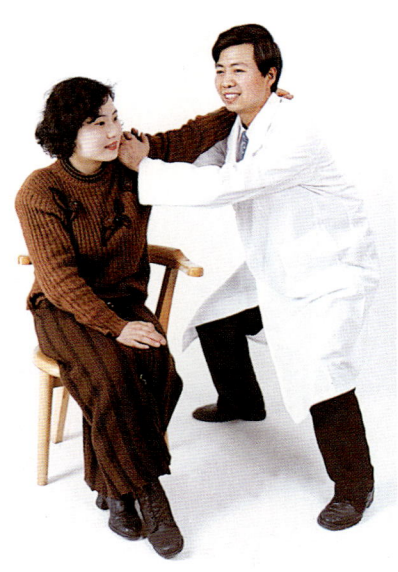

ペアマッサージで五十肩(肩関節周囲炎)をほぐす西安大学のザオ・シュイアン教授。

第2章

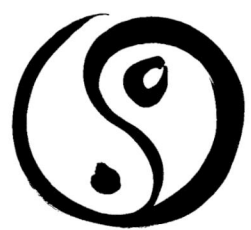

中医学について

　推拿の持つ治癒力を知るためには、中医学が病気の要因をどのようにとらえているかを理解することが重要です。

　病気というものは突然やってくるものではありません。健康な体が病魔に冒されるまでには、ある程度の期間の中で、疲労やある特定の部位の痛み、不眠症、吐き気、めまいなどさまざまな症状が現れます。発病すると今度は、病魔が肉体、感情、心、さらには精神へと拡大していくのです。中医学の医師は、前述のような症状は、気の流れのバランスが悪くなったことが原因で表れると考えます。そして患者の肉体面および感情面の状態、行動パターン、生活環境を見ることによって、どのように気のバランスが崩れていて、どんな治療が必要なのかを判断するのです。

　西洋医学は、ウイルスや細菌といった、その疾病を引き起こす媒介物を見つけようとする傾向にあります。病気の原因がはっきりしない場合は、症状そのものを治療することに専念します。このように西洋医学は、肉体を精神と切り離したものとして研究する解剖学や生理学を元に成り立っています。これに対して中国医学では、肉体と心と精神は切り離したりそれぞれ独立させて考えたりすることはできないものとみなされているので、病気の部分だけを治すのではなく、体全体の健康状態を回復させるような治療方法を行うのが一般的です。つまり肉体的な疾病は、体全体の調和が乱れている証拠とみなされるので、疾病を治すためにはその不調和を引き起こした根本を治さなければならないというわけです。

中国医学　対　西洋医学

　腰痛は体の不調として非常に一般的なものですが、西洋医学の医師たちはこれを、坐骨神経痛、脊椎などの損傷、または椎間板ヘルニアと診断するでしょう。治療方法としては、患部の炎症を抑える薬物を投与し、安静にさせて、それでも治らなければ最後は手術を勧めます。

　これに対し中国医学の医師は、腰痛の原因は内面のエネルギーのバランスが悪くなったことにあるとの診断を下します。推拿マッサージで治療する場合は、胆経と背中に走っている膀胱経の2つの経絡に沿って、ある特定のツボをマッサージし、背中下部やでん部のペアマッサージを行います。

陰陽

中国では、生活のすべてが陰と陽という2つの相補的かつ相反するものの相互作用によって生じるものと考えられており、自然界で起こるすべての現象も、これらの2つの反対語を使って説明されます。陰と陽は、常に相互作用関係にあります。つまりどちらか一方だけで存在することはなく、必ずもう片方との関係において存在するものなのです。これとよく似たものとして、昼と夜との関係があります。夜を定義するためには、昼の存在が不可欠です。なぜなら昼から徐々に変化していって夜になり、その夜が変化していって昼になるというように、永遠に続く変化の過程にこの両者は存在しているからです。

100パーセント陰または陽として存在しているものはありませんが、この世の中に存在するものは、すべてこの陰陽で説明することができます。あらゆる現象の陰の割合、もしくは陽の割合は、その瞬間の陰陽バランスを示すものであり、陰の割合が100パーセントに近い状態であっても、その中に必ず陽の要素を持っています。つまり陰も陽も絶対的な存在ではなく、ある大きな結びつきの中で相対的に存在しているにすぎないというわけです。中国哲学ではこのような考え方に基づき、あらゆる状況において、反対の性質を持つものの組み合わせを陰的要素と陽的要素に分類します。例えば「ソフト」が陰で、その反対の「ハード」は陽という具合です。その他の陰陽組み合わせについては、右上にまとめて挙げておきました。

この章の最初に描いてあるイラストは、陰陽のシンボルであり、この2つの反対項がそれぞれ独立しながらも相互に作用し合っている様子を表しています。陰は右側の目が白い方、陽は左側の目が黒く塗りつぶされた方です。2つを隔てる曲線は、一方の形の変化がもう片方の形の変化をもたらすことを示しており、中の目の部分は、両者が相手の要素をそれぞれ内に持っているという意味を表します。

人間の肉体、心、精神のすべては、陰と陽のバランスによって定義することができます。健康でいる

「陰」	「陽」
静か	騒々しい
暗い	明るい
軟弱	屈強
真夜中	真昼間
冷たい	熱い
内部	外部
無気力	活発
冬	夏

ためには、陰陽のバランスを維持することが大事なのです。

五要素

人間の肉体に必要不可欠な五要素とは、気(き)、精(せい)、神(しん)、血(けつ)、そして津液(しんえき)です。このうちの気、精、神の3つは、三宝(さんぽう)と呼ばれています(16ページ参照)。気とは、陰と陽の相互作用によって生まれる生命力、生命エネルギーのことです。気は全宇宙と全ての生き物に広がっています。すべての生命体は、この気と物象との活発な相互作用の結果であり、この相互作用は死とともに終了します。人間の体内では、気は経絡という道を通って各臓腑、感情、そして精神に供給されています。それゆえその流れ方が、その人の肉体的、心的、感情的、そして精神的な健康に影響を与えるわけです。

気が経絡をスムーズに流れているのが健康な状態ですが、そのためには陰と陽がもたらす影響のバランスが取れていなくてはなりません。人間誰しも、その人にとってベストの気の配分というものがあり、それが健康の証拠である輝き、エネルギー、活力をもたらす元となる個人の陰陽バランスを作ります。気の流れが悪くなると、気の分配が滞ったり止まったりしてしまい、それが陰陽のバランスにも影響を与えて、最終的には病気になってしまうのです。

中国の「血（けつ）」の概念には、西洋医学で言うところの「血液」よりもはるかに広い意味が含まれています。「血」は、気の概念を膨らませたものと言ってもいいでしょう。というのも「血」とは元々、心臓および骨髄で、食物と空気から取り入れられた気から作られたものだからです。「血」は、食べ物の気を運び、内部組織や内臓に潤いと柔軟性をもたらすことによって肉体を養います。「血」と気はまた、互いに助け合う存在でもあります。「血」は気から作られ、気によって運ばれ、反対に気は「血」によってその質が豊かになるという具合です。

　これ以外で、体が本来持っている水分、例えば汗、唾液、粘液、涙、滑液などは、津液（しんえき）に分類されます。津液の役割は、組織や筋肉、内臓、肌、毛に潤いを与えることです。汗や涙など、サラサラしていて色の薄い水分が、「津」、そして関節の動きを滑らかにする滑液や脳脊髄液などのドロドロとして濃い水分は「液」と呼ばれています。

臓腑

　中医学における「内臓」とは、単なる体の部位としてだけでなく、その機能と体のその他の部分との関係を表した言葉ととらえられています。西洋の生理学の定義と通ずるものもありますが、中国医学における「内臓」の定義は一般的に、単に肉体的な構造を言うのではなく、その内臓と関係している精神的、感情的な構造までを含んだものを指すのです。例えば西洋医学で言うところの心臓は、「血液を全身に送り出す働きをする胸部の大きな筋肉」ですが、中国医学の見地から見た「心」が果たしている機能とは、「体内で、心の気によってコントロールされているすべてのプロセス」になります。「心」は「血」の流れを調整するとともに、「神」の貯蔵も行っています。「心」の気と「血」の調和が取れていれば、脈は力強く、「神」の質もよい状態です。逆に「心」の気が弱っていると、それが記憶力の喪失や不眠症へと発展していく危険性もあります。この2つの症状は、いずれも「神」の調和が乱れていることの表れなのです。

三宝（さんぽう）

　中医学では、3つの基本的な力を人間の存在を支えるエネルギーとみなしています。それらは気、精、神の3つで、「三宝」と呼ばれています。「気」はいわゆる活性剤であり、物事を起こさせ、その物事をバランスよく起こしつづけていくのが仕事です。受精から死までの人生のあらゆるプロセスに発揮されるエネルギーであると同時に、体温を維持したり外部から侵入する病原菌と戦ったりするボディーガードの役割も果たしています。体に気が不足すると、病気に対する免疫力が低下してしまうのです。私たちは、まず生まれたときに親から「元気」という先天的な気をもらいますが、その後は、食べ物や吸った空気から気を取り入れていきます。

　「精」は、生命エネルギーの運び屋であり、私たちの成長や発達の仕方を決定する運転手です。精の質がいいと、強い体質になります。両親から先天的にもらう「元精」の活動は、その後は食べ物を介して得た後天的な精によって補充されていきます。精は、「腎」の気を促すことで、その他すべての気を生み出す泉となり、また脳や脊髄を含んだ髄の生成をも行う役割を担っています。運動をしすぎると、精は激減します。

　「神」は気のガイド役、気を支える活力のことです。気を薄くしたようなもので、心と精神の活動を支えます。神は、その人の個性やアイディアを生み出す力と結びついており、神の調和が悪いと、思考が混乱して記憶喪失になることもあります。神も、まず両親から先天的な神である「元神」を与えられ、その後は空気や食べ物から摂取し続けます。

主要な「内臓」は、「臓腑」と呼ばれています。「臓」とは、中身の詰まった、より体の内部にある陰の内臓のことで、肺、心包、心、脾、肝、腎がこれに属します。一方「腑」は、中が空洞で、体の表面に近いところにある陽の内臓のことで、胃、胆、膀胱、大腸、三焦、そして小腸がこれに属します。各「臓」は、それぞれ対になる「腑」が決まっています。各臓腑の主要な機能については、第3章に説明してあります。

健康でいるためには、臓腑システム全体が調和を保って働き、肉体の活動を支える必要があります。臓腑の機能を助けるために陰陽のバランスを維持してくれるエネルギー、それが「気」なのです。

六臓六腑

六臓（陰）	六腑（陽）
肺	大腸
心包	三焦
心	小腸
脾	胃
肝	胆
腎	膀胱

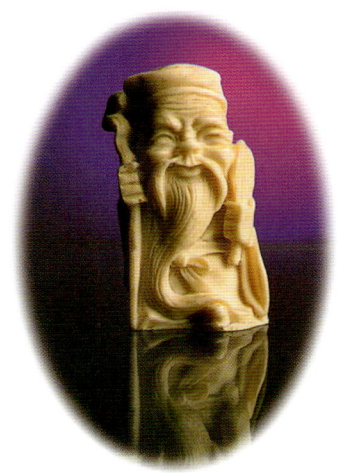
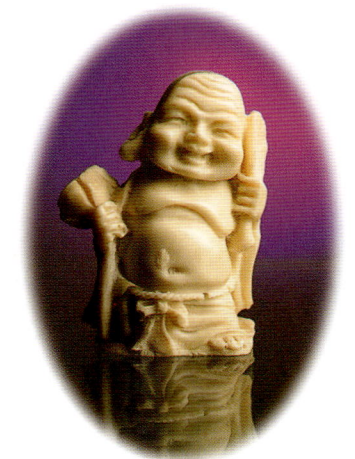
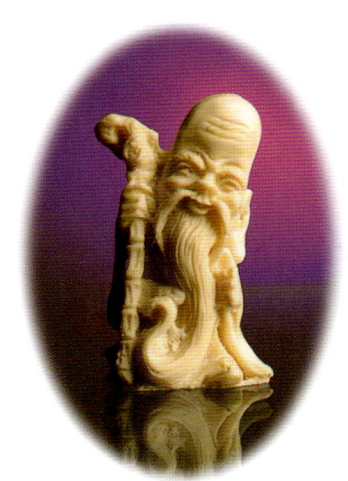

上の写真は幸運のお守りで、長寿や英知や繁栄を象徴しています。中国では、健康で調和の取れた生活を送った結果これらが得られると考えられているのです。

三焦（さんしょう）と心包（しんぽう）

西洋の解剖学には、三焦に該当するものはありません。中国医学では、三焦は津液の循環および交換を司るものとみなされています。「トリプル・ウォーマー」や「トリプル・バーナー」と呼ばれることもあります。

一方、心包は「心臓のプロテクター」と呼ばれることもあります。中国医学では普通、1つの独立した「臓」ではなく、「心」の一部であると考えられています。

経絡

　中国医学では、健康を維持するためには気の絶対的な量だけでなく、気がバランスよく配分されているかどうかが重要だと考えられています。人間の肉体を構成している何十億という細胞が正常に機能するためには、そのひとつひとつが常に気で覆われている必要があります。経絡(けいらく)は、その気を全身に配分するための道筋であり、肉体、心、精神、そして五要素すべてとも結びついています。

　経絡は、血液が流れる静脈や動脈といった物理的な道筋とは異なるものなので、解剖しても調べることはできません。経絡のシステムについては、中国医学四千年の歴史において既に詳しく解明されていますが、最近、経絡はその周りの細胞とは異なる電位を持つという研究結果が発表され、その存在が科学的にも証明されました。微小の電流を計測できる機械を使い、その電気を通すポイントをたどっていくと、それは各ツボの位置と正確に重なり、その道筋は古代中国の経絡に一致することが分かったのです。

　各経絡は、ある特定の臓腑と関係している気をコントロールしており、その各臓腑の名前をつけて呼ばれます。正中線を境にした体の片側に12本ずつの経絡があり、それぞれ左右対称になっています。6本の陽経絡のうち、頭から始まり足のつま先で終わる経絡が、胃経、胆経、膀胱経、手の指先から始まって頭で終わる経絡が、大腸経、三焦経、小腸経です。残りの6本は、陰経絡に属しており、足のつま先から始まり胸部で終わる経絡が、脾経、肝経、腎経、胸部から始まり手の指で終わる経絡が、肺経、心包経、心経となっています。任脈(にんみゃく)と督脈(とくみゃく)は、体の正中線を一周する経絡です。任脈が陰で督脈が陽となります。

　推拿は鍼治療と同様に、いま挙げた12本の経絡および任脈、督脈に働きかける治療法です。各経絡に沿って、ツボ(経穴)と呼ばれる特定のポイントがあり、気はそのポイントから体の表面近くへと流れています。鍼治療の場合は鍼を打つことによって、推拿の場合はツボへ強い圧力をかけることによって、気の流れに直接働きかけを行います。どちらも気の滞りやよどみを解消することによって、気をスムーズに流し、陰陽のバランスを取るための治療法なのです。

　経絡の道筋と正確なツボの位置については、第3章でイラストと共に説明します。

ツボの見つけ方

　ツボは、押すと痛みを感じることが多いのですが、この痛みの感覚こそがツボの場所を正確に見つけられたという証拠でもあります。この刺激を感じるためには、眉毛の内側の端にある膀胱経の始まりのツボ、攢竹(さんちく／BL2)を探してみましょう。まず両方の中指を使って、両方の眉頭を強く押します。小さく円を描くように指を動かし続けると、そのうちその部分が少し引っ込むような感じがして、周囲を押したときの感覚とは違う痛みを感じる場所が見つかるはずです。

　ツボの位置が分かったら、中指でその部分を約1分、しっかりもみほぐしましょう。この攢竹というツボのマッサージには、目や前頭部の痛みを治す効果があります。

手の6つの経絡

胸部から始まり手の指で終わる陰経
肺経
心包経
心経

手の指から始まり胸部で終わる陽経
大腸経
三焦経
小腸経

足の6つの経絡

足から始まり胸部で終わる陰経
脾経
肝経
腎経

頭から始まり足で終わる陽経
胃経
胆経
膀胱経

ケーススタディー

マークが初めて推拿治療に来たのは51歳のとき、長年背中の不調に悩まされていたといいます。約20年前に、損傷した腰椎の椎間板を取り除く手術を受け、その結果、腰椎部分の動きは制限されてしまいました。症状としては、背中上部のコリと、背骨の根元の痛み、慢性的な首と肩の痛み、そして重度のテニス肘（上顆炎）が見られ、自分の思うように生活できないことに対するストレスから、気持ちも沈んだ状態でした

マークはそれまでにも整骨治療やカイロプラクティック、理学療法などのセラピーを受けてきましたが、確実に効果が表れたものはありませんでした。彼は推拿との出会いを「小さな宝石を発見したような気分だった」と言っています。最初の治療を受けたあとは、力強くて激しいマッサージのせいで背中に激しい痛みを感じましたが、それと同時にエネルギーがみなぎって幸福感に満ち溢れた気分になり、「まるで空中を歩いているようだった」そうです。2日後には肩や腰のコリがほぐれて楽になり、肘の痛みもかなり軽減されていました。それから4年間、マークは痛みがぶり返さないように2週間に1回は推拿治療に通い続け、今では再び医者の元にかけこむような事態もなくなりました。ついに彼は、完全に健康な体を手に入れ、それを維持していく方法を知ったのです。

推拿を定期的に行うことによって、気の流れのバランスが維持されるだけでなく、症状を悪化させないための予防効果にもつながります。さらに、健康な体は、心をも健康にしてくれます。次もマークの言葉です。「実際に推拿マッサージを受けてみれば、ストレスを軽減し、心をなだめたり落ち着かせたりしてくれる推拿の驚異の力を実感できるはずです。私も今では、昔よりもはるかにリラックスでき、ストレスともうまくつきあえるようになりました。推拿が持つ、気分をよくする要素を体験しているからでしょうね。」

五行

　中国哲学では、気は宇宙空間で、五行と呼ばれる5つの異なる形をとって広がっていると考えられています。それが、火（か）、水（すい）、土（ど）、木（もく）、そして金（ごん）の5つの要素です。人間の心と体も宇宙の一部として、これらの要素が持つエネルギーの影響を受けています。対になっている臓腑のペアと、それらに関係する経絡は、五行のエネルギーのどれか1つに支配されているので、この五行のエネルギーバランスの乱れは、影響を受けている臓腑のどちらか一方、もしくは両方、さらに経絡に何らかの症状として表れてきます。

　気の流れが狂う原因として最も単純なのは、ある1要素が持つエネルギーの範囲内で起こる気の乱れです。例えば「木」のバランスが悪くなると、肝と肝経、もしくは胆と胆経、またはその両方が影響を受けることになります。各臓腑および経絡と五行との相関関係については、次ページの輪の一番外側を見てください。五行の各要素（図の中心部）は、それぞれ1つの臓腑ペアを支配していますが、「火」だけは例外で、心と小腸、心包と三焦の2つのペアに影響を与えています。

　この図には、五行と臓腑以外のものとの組み合わせも記してあります。五行にはそれぞれ、関係する感情と特定の部位が存在します。例えば骨は「水」と関係があり、変形性関節炎のような骨の異常は、「水」のバランスを乱す要因となります。

　体の穴についても同様に相関関係が決まっています。耳は「水」と関係しており、「水」のエネルギーバランスが悪いと聴覚に悪影響が出る可能性があります。その他にも五行は、色や季節、天候、そして味覚とも関係しています。それらすべてをまとめたものが、次のページの表です。中国医学では、患者の顔色やにおいにも注意を払って診察を行い、医者はそれらをもとに、どの要素のバランスが悪いのかを判断するのです。

　この五行の相関関係は、私たちと周りの環境との複雑な相互作用にも反映されますし、逆にその相互作用を説明する場合にも使えます。中国医学にたずさわる者は、この五行説の知識から、患者の感情的、肉体的反応がどんな外的要因に起因するのかを導き出し、診断を下しているのです。

　五行の各要素は、自然界でもそうであるように、相互に作用し合っています。木が燃料となって火を、火は灰となって土を、土は鉱石として金を、金は溶けるときに水を、そして水は樹木への飲み物となって木を生み出すという具合です。この循環は、次ページの表の中心部に時計回りの矢印で示されています。そして、五行の各要素がそのエネルギーを次の要素に受け継ぐのと同じように、五行に対応している各臓腑も円状に結びついています。例えば、「肝」（木）が「心」（火）を助け、次は「心」が「胃」を助けるという具合です。逆に木と関係する臓腑に未治療の病気があると、火のバランスも悪くなって物忘れや動悸といった症状が出てきます。ただし、例えば木のエネルギーが相対的に強くなりすぎた場合は、今度は火の勢いが止まらなくなり、さらに土にも悪影響を与えてしまいます。

　また五行は、図の中心部に書いてあるもう1つの矢印のように、他の要素をコントロールしています。これらも自然界での関係と同じです。例えば火は溶かすという行為で金をコントロールしています。体内では、過剰な火のエネルギーによって引き起こされた心臓病が肺に影響を与え、息切れなど、金のエネルギーの乱れで起こりうる症状が現れてくるという具合です。

五行 21

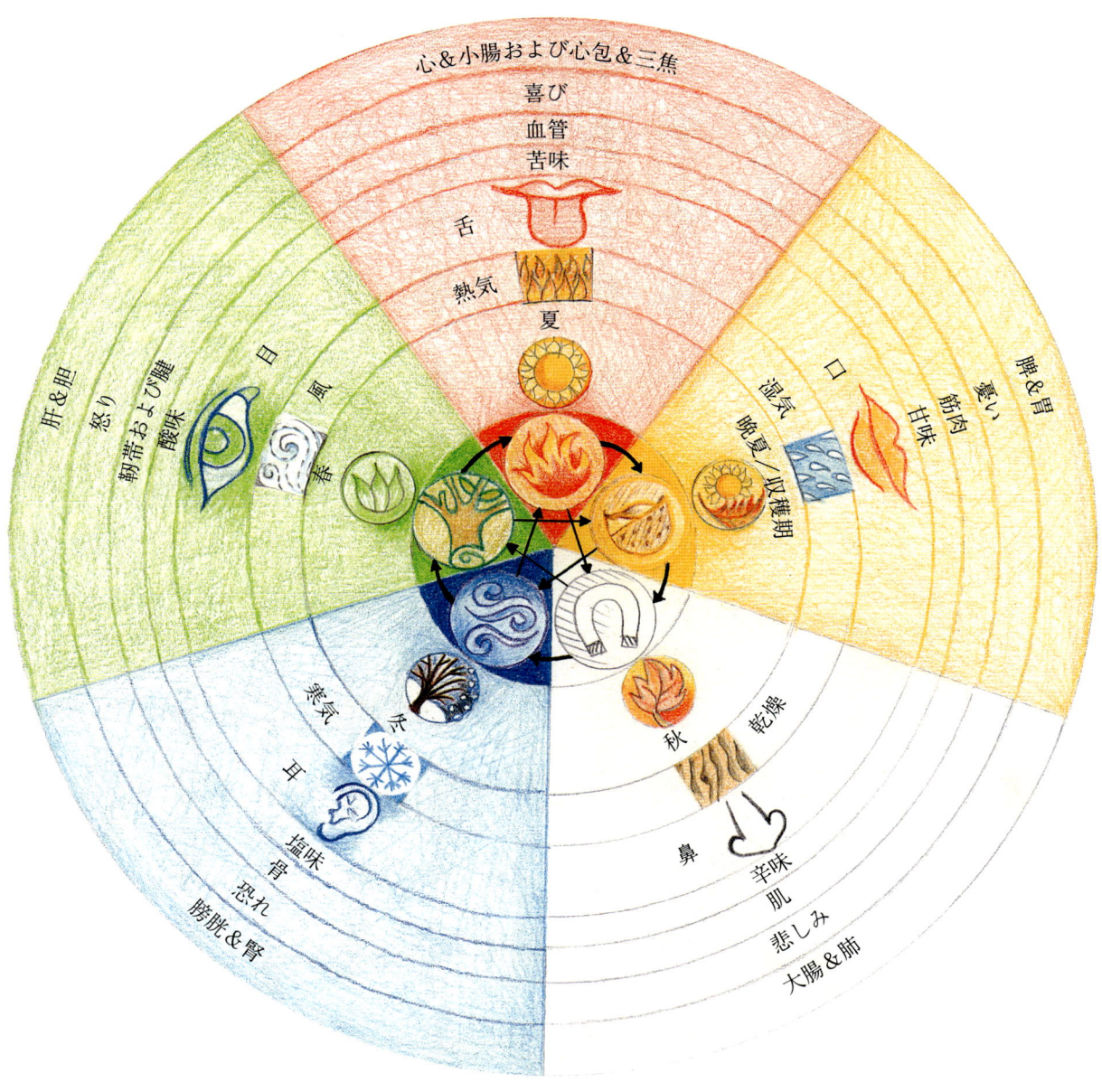

中心部のイラストは五行を表しています。
上から時計回りに、火、土、金、水、木。

第3章

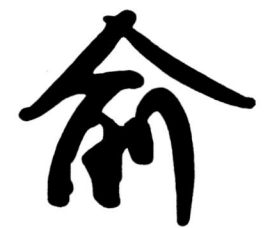

経絡とツボ

　古代の経絡構造が初めて図に表されたのは四千年以上前のことですが、それが今でも中医学全般の基盤とされています。経絡に沿って、約365個のツボ(経穴)があり、そこを刺激することによって気の流れのバランスと調和を回復させることができるわけです。ツボの刺激の仕方によって気に与える影響は少しずつ異なり、各ツボが持つ治癒効果もそれぞれ明確に分かれています。マッサージを行う人は、患者の不調和パターン(14ページ参照)をしっかりと理解し、そのデータと経絡およびツボの知識を駆使してどのような治療法が適切かを判断します。

　ほとんどのツボは局所ツボ(局所治療用のツボ)として、その周辺で生じた問題を解消するために使われます。一方、これらのツボの多くは、遠く離れた部位の治療にも効果を発揮することができるので、その場合は遠隔ツボ(遠隔治療用のツボ)と呼ばれます。例えば手にある合谷を刺激すると、頭痛を治すことができます。このように離れた場所にも影響を与えることができるというツボの力を利用することによって、推拿マッサージは、手の届かない場所の病気まで、すべてを治すことができるのです。局所ツボのある皮膚に湿疹やアザといった肌障害がある場合には、特にこの遠隔ツボが使われます。

　経絡に沿ってマッサージを行うと、その経絡上に生じているあらゆる気のつまりが確実に解消され、気の流れがスムーズになります。第5章に紹介する全身健康推拿でも、それぞれ該当の経絡に沿って行うようになっていますので、まずここで全身の経絡についてよく理解しておくことが重要です。経絡の知識があれば、遠隔ツボを利用して治療を行うこともできるようになります。各経絡については、その経絡上のツボと一緒に26〜51ページで説明します。

　国際表記では各ツボに番号がつけられており、胆経(GB)の20番、大腸経(LI)の4番など、そのツボが発見された場所の経絡の英略称と共に示されています。経絡の一般的な英略表記については、次のページの右上にまとめておきました。推拿治療において特に強力な効果を発揮するツボは100個ほどあり、一般的な疾病や症状の治療に活用されています。それらのツボは25ページの図に書き込んでおきました。第5章、第6章で紹介する治療法でも、これらのツボが使われています。

ツボの見つけ方

　ツボの配置図は、骨格や筋肉といった全身の指標となるものと一緒に示されています。本章のツボ説明の文中に出てくる骨格と筋肉については、138、139ページの「解説」のイラストを参照してください。これらの指標で使われる距離の単位は、寸（すん）と言い、「中国解剖学の単位」という意味の略語、ACIで表されることもあります。寸には特定の基準値はなく、人によって、また同じ人でも年齢によってさまざまに変わってきます。あなたの1寸は、あなたの親指の先端部分の幅です。体の各部位間の距離は、それぞれ何寸と決まっています。例えばヒザのお皿の外側からくるぶしまでは、16寸、肘の内側のくぼみから手首までは12寸という具合です。寸を使った距離の測り方は、138ページの解説の中でさらに詳しく説明してあります。

　28～51ページの経絡の図では、この指標となる体の部分と寸を使ってツボの位置を説明しています。第5章の全身健康推拿に行く前に、自分の体とパートナーの体で何ヶ所かツボを見つける練習をし、距離の測り方に慣れておきましょう。ツボは、たとえ気がバランスよく流れていたとしても、普通は押せば痛いと感じるものなので、正しい位置を見つけたときはそれと分かるはずです。

　特別に痛みを感じるツボがあれば、それはそこに流れるエネルギーに何か問題があるということの表れなので、圧力を加えて気の流れのバランスを回復させる必要があります。関節または筋肉の痛みを感じている場合、厳密にどの部分が痛むのか特定できないことが多いのですが、推拿の手法で患部のツボをいくつか治療してみると、そのうちの1つに痛みが集中していることが分かります。そのツボを強くマッサージしてあげたら、すぐに痛みが和らいだということもよくあるのです。

経絡の英略表記

肝経	**LV**（Liver）
胆経	**GB**（Gall Bladder）
心経	**H**（Heart）
小腸経	**SI**（Small Intestine）
心包経	**P**（Pericardium）
三焦経	**SJ**（Sanjiao）
脾経	**SP**（Spleen）
胃経	**ST**（Stomach）
肺経	**LU**（Lung）
大腸経	**LI**（Large Intestine）
腎経	**K**（Kidney）
膀胱経	**BL**（Bladder）
任脈	**R**（Ren）
督脈	**D**（Du）

要穴

　特定の患部に素晴らしい治癒効果を表すだけでなく、別の経絡または臓腑とエネルギーのやり取りを行うことができるツボを要穴(重要なツボ)と言います。背中を通る膀胱経には、背兪穴(はいゆけつ)という、特定の臓腑と関係しているツボがあり、心兪や脾兪など、該当の臓腑の名前がつけられています。さらに「骨」および「血」にそれぞれ影響を与える特効穴(八会穴の一部)もあります。背兪穴をマッサージすると、そのツボに関係する臓腑に非常に大きな影響を与えることができます。例えば腎兪(BL23)を刺激すると、腎の気に絶大な効果をもたらすことができるという具合です。

　すべての背兪穴のマッサージを行うと、全身の機能が刺激を受け、気の流れが活性化されてバランスを取り戻します。ですから、健康を維持するための予防治療として手早く高い効果が得たいなら、第5章の全身健康推拿の第3部に紹介してある背中のマッサージを行い、背兪穴すべてをくまなくマッサージするといいでしょう。

　また推拿では、いくつかのツボを、体に病原菌を寄せつけないようにするための免疫システムを強化・刺激するのに特に効果が高いツボとして挙げています。そのような健康管理ツボを定期的にマッサージすると、臓腑の機能のバランスがよくなり、ストレスの悪影響が軽減し、そして気の流れが刺激されます。全身健康推拿を行えば、これら健康管理ツボすべてに働きかけることができますが、健康な体を維持するには、毎日、その中でも下に挙げたツボだけに絞ってもみほぐしてもいいでしょう。これらのツボの位置については、28〜51ページにある経絡のイラストの中で説明してあります。

背兪穴(はいゆけつ)

肺兪	**BL 13**
厥陰兪(心包のツボ)	**BL 14**
心兪	**BL 15**
肝兪	**BL 18**
胆兪	**BL 19**
脾兪	**BL 20**
胃兪	**BL 21**
三焦兪	**BL 22**
腎兪	**BL 23**
大腸兪	**BL 25**
膀胱兪	**BL 28**

特効穴(とっこうけつ)

膈兪(血会)	**BL 17**
大杼(骨会)	**BL 11**

健康管理ツボ

風池(**GB 20**)、肩井(**GB 21**)、環跳(**GB 30**)
足三里(**ST 36**)
合谷(**LI 4**／妊婦には禁止)
三里(**LI 10**)、曲池(**LI 11**)、迎香(**LI 20**)
列缺(**LU 7**)
内関(**P 6**)
神門(**H 7**)
湧泉(**K 1**)、太谿(**K 3**)
三陰交(**SP 6**／妊婦には禁止)
太衝(**LV 3**)
攅竹(**BL 2**)、腎兪(**BL 23**)
気海(**R 6**)
百会(**D 20**)
印堂、太陽(訳注：経路からはずれているが
　　　　　効果の高い奇穴)

推拿のツボ　25

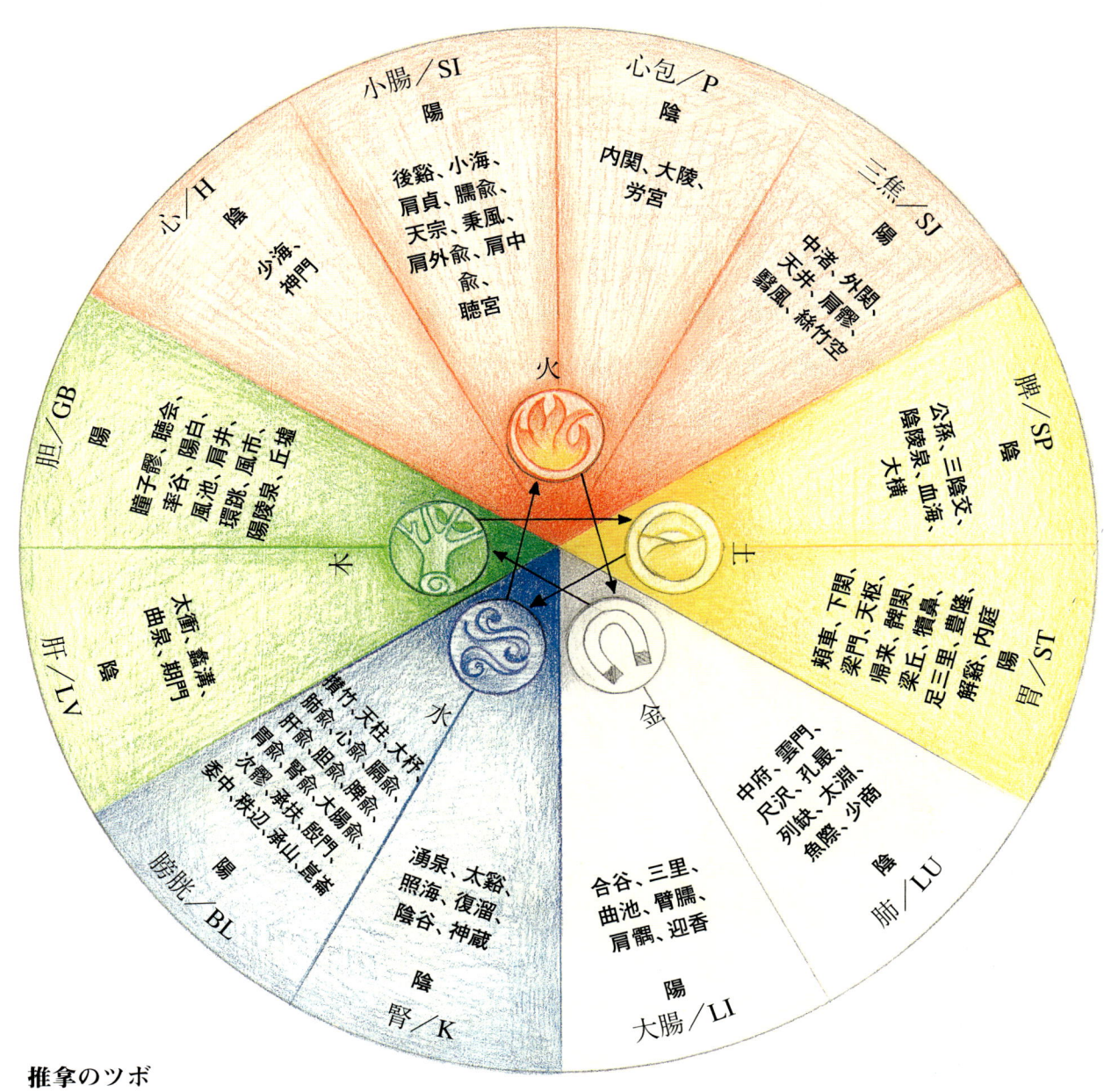

小腸／SI　陽
後谿、小海、肩貞、臑兪、天宗、秉風、肩外兪、肩中兪、聴宮

心包／P　陰
内関、大陵、労宮

三焦／SJ　陽
中渚、外関、天井、肩髎、翳風、絲竹空

心／H　陰
少海、神門

脾／SP　陰
公孫、三陰交、陰陵泉、血海、大横

胆／GB　陽
瞳子髎、聴会、陽白、肩井、風市、丘墟、率谷、風池、環跳、陽陵泉

胃／ST　陽
頰車、下関、梁門、天枢、脾関、帰来、梁丘、足三里、豊隆、解谿、内庭

肝／LV　陰
大敦、蠡溝、曲泉、期門

肺／LU　陰
中府、雲門、尺沢、孔最、列欠、太淵、魚際、少商

膀胱／BL　陽
攅竹、天柱、大杼、肺兪、心兪、膈兪、肝兪、胆兪、脾兪、胃兪、腎兪、大腸兪、殷門、次髎、秩辺、委中、承山、崑崙

腎／K　陰
湧泉、太谿、照海、復溜、陰谷、神蔵

大腸／LI　陽
合谷、三里、曲池、臂臑、肩髃、迎香

火・木・土・金・水

推拿のツボ

この図のツボは、著者のマリア・マーカティが自身の推拿治療で、慢性および急性の病状に特に効果が高いと認めたものです。関係する臓腑および、陰陽五行ごとに分けて記してあります。

各経絡は、それぞれが関係している特定の臓腑の名前がつけられています。そして臓腑の考え方（17ページ参照）で陰の臓と陽の腑がペアになっていたのと同様に、経絡も陰陽のペアになっています。肝経は胆経と、胃経は脾経とペアという具合です。ペアになっている2本の経絡は、その道筋のどちらか片端でお互い出会うようになっています。例えば肝経は、足のところで胆経とぶつかります。

私たちの体には全部で12対の経絡が、左右対称に存在しています。ですから、あるツボの治療を勧められた場合、そのツボを左右両方マッサージする必要があります。ただし局所痛やケガの治療として使う場合は、患部のある側の局所ツボだけをマッサージすることです。督脈と任脈は、それぞれ独立した1本の経絡で、体の中心に沿って通っているのでペアとなる経絡はありません。

各経絡のペアは、五行（20ページ参照）のうちのどれか1要素が持つエネルギーに支配されています。次ページからの経絡の説明も、各経路を支配している要素ごとに行っていきます。まず各要素に関連している経絡および臓腑の機能と、その要素内でのアンバランスによって起こりうる影響について解説します。そして推拿のマッサージ師が実際にどのように患者を診断し、五行の要素が持つエネルギーのバランスをどのように治療するのかをケーススタディーで示しました。これらが書かれたページは、「火」は赤、「木」は緑というように、各要素と関連している色でそれぞれ塗り分けてあります。そして各要素と関連のある経絡のイラストには、第5章および第6章の治療で使われるすべてのツボの位置を示しました。

見て混乱しないように、イラスト上には各ツボを、左右のどちらか片方にのみ、記しておきました。解説文には中国名（右参照）と、そのツボの分かりやすい見つけ方、そしてそのツボを治療したときの効果が記されています。

中国名について

各ツボの中国名は、そのツボの位置、または機能からつけられているものがほとんどです。

LI 20は迎香（げいこう）と言い、香りを出迎える、いい匂いと出会うという意味があります。鼻孔の外側のくぼみにある大腸経の終点のツボです。迎香へのマッサージは、肺が持つ、酸素の分配機能を助け、鼻づまりを解消して匂いを嗅ぐことができるようにしてくれる効果があります。このような機能から、迎香という名前がついたのです。

LU 10は魚際（ぎょさい）と言い、魚のおなかという意味があります。手の親指の根元、肌の色と質が変わる部分にあるツボです。親指の根元に見られる、大きな筋肉からその名前がつきました。

BL 60の崑崙（こんろん）には、大きいとか高いという意味があり、中国のある有名な山の名前でもあります。外くるぶしの骨の隣にあるツボです。名前からツボのある位置の特徴を思い出すことができます。

BL 10は天柱（てんちゅう）と言い、天空の柱または天国の円柱という意味があります。頭を支える柱、つまり首にあるツボなのでこの名前がつけられています。

BL 1は睛明（せいめい）と言い、目の輝きという意味があります。目の内側にあるツボで、目の不調を治すときにマッサージするのでこの名前がつきました。

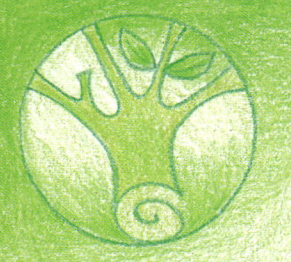

ケーススタディー

ポールは35歳で、ひどい偏頭痛に悩まされています。痛みは右目の上に発生することが多く、そのせいで視界が若干ぼやけており、頭蓋骨の基底辺りや右肩の一番上にも痛みを感じています。

彼は妻や会社の同僚にすぐイライラしてしまいます。仕事柄、ビジネスディナーに行く機会が多いのですが、そこで飲みすぎてしまうことも少なくありません。ポールは週に一度、スポーツジムに通っていましたが、1ヶ月前腰を痛めてしまいました。それ以来、右脚にも痛みを感じるようになり、そのせいで夜中目覚めてしまうため、頭痛もさらに悪化してしまいました。彼の主治医は、抗炎症剤と鎮静剤を処方してきました。

ポールの症状は、すべて「木」のエネルギーバランスが悪くなって起こったと考えられます。彼は怒りやすくなっていますが、この「怒り」は、「肝」がコントロールしている感情です。「肝」には、全身の筋肉と腱に影響を与えるという性質もあり、それが痛みを引き起こしている原因です。彼が痛みを抱えている部位から考えると、胆経を刺激して「肝」の気に働きかけ、さらに肝経上のいくつかのツボをマッサージする必要があるようです。肝兪と胆兪(24ページ参照)の治療も、効果的でしょう。それと平行して、ポールはアルコールの摂取量を控えるよう心がける必要があります。

「木」の要素

「木」の要素が持つエネルギーの影響を受けている陰の臓は「肝」、それと対になる陽の腑が「胆」です。

「肝」の特徴
- 気を全身に行き渡らせる
- 肉体の動きと精神および感情の動きを刺激する
- 「血」をたくわえる
- 腱と靭帯に影響を与える
- 爪の健康を管理する
- 目へと通じている
- 怒りの感情と関係がある

「胆」の特徴
- 胆汁をたくわえる
- 腱に影響を与える

肝経
肝経上のツボ治療が効果的な症状
- 頭痛、めまい、顔面のけいれん
- 下腹部の痛みを含む月経前症候群
- 怒りの感情

胆経
胆経上のツボ治療が効果的な症状
- 激しい偏頭痛
- 耳の不調
- 肝臓の不調
- 肋骨の周辺にある筋肉の痛み
- 首、肩、脚の側面、ヒザ、そして外くるぶしの痛み
- 坐骨神経痛

肝経（かんけい）

母趾の第2趾側の縁、爪の生え際にある大敦（だいとん／**LV 1**）から始まって、乳首からまっすぐ下ろしてきた第6肋骨と第7肋骨の間にある期門（きもん／**LV 14**）で終わる経絡です。

ケーススタディー

ロバートは25歳で、熱心なラグビー選手です。彼は左ヒザの内側にあるハムストリング（膝腱）をケガしてしまったため、試合のメンバーからはずされてしまいました。約4週間前にこのケガを負って以来、欲求不満がたまっていてちょっとしたことでイライラする状態が続いています。彼はまた、頭痛にも悩まされているということです。

これらの症状から、「肝」のエネルギーバランスが悪くなっていることが分かります。この場合、ヒザのケガの回復には曲泉（きょくせん／**LV 8**）を、イライラや欲求不満の解消には太衝（たいしょう／**LV 3**）をよくもむといいでしょう。推拿マッサージでは、この2つのツボを通るその他の経絡にも治療が行われます。

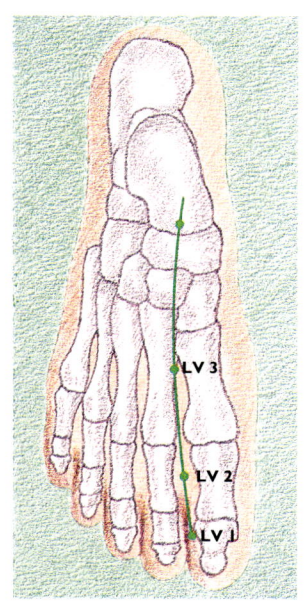

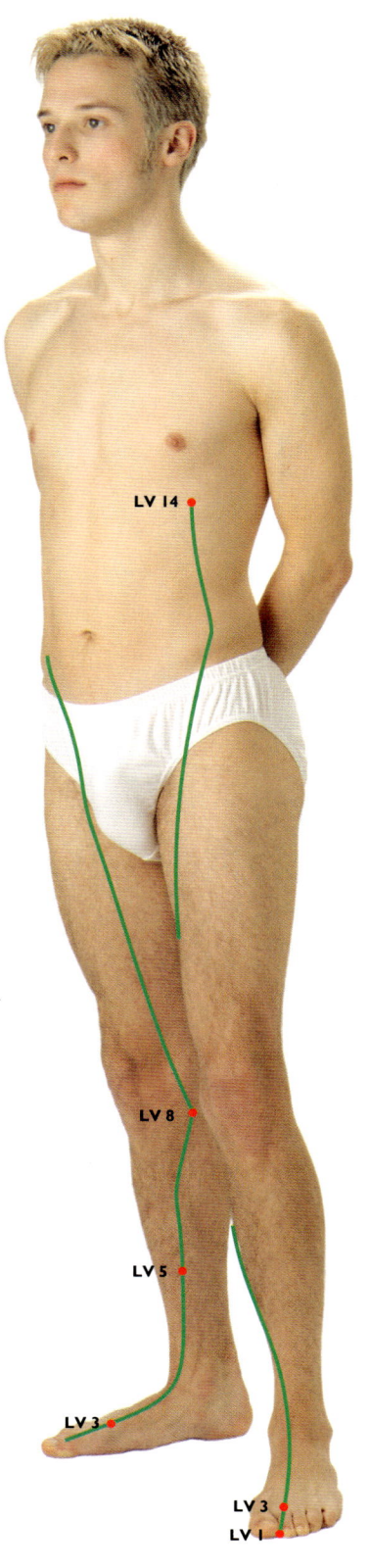

肝経（かんけい）   29

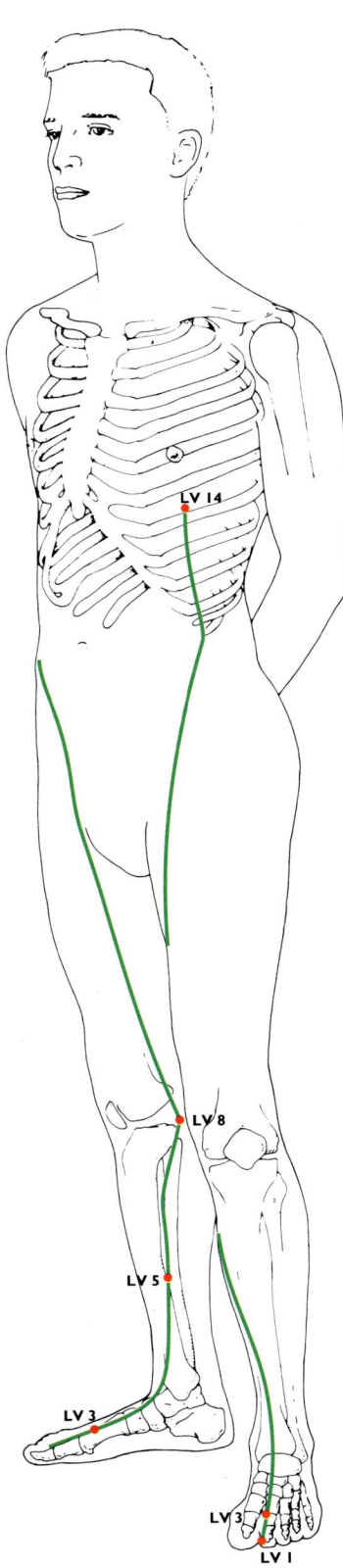

期門（きもん／LV 14）
乳首からまっすぐ下ろしたライン上、第6肋骨と第7肋骨との間にあるツボ。吐き気や上腹部の痛みに効果的。

曲泉（きょくせん／LV 8）
ヒザを曲げたときにヒザの裏側にできるくぼみの、一番内側部分のすぐ上にあるツボ。ヒザの不調に効果的。

蠡溝（れいこう／LV 5）
内くるぶしから5寸上で、脛骨のすぐ横にあるツボ。インポテンス、過剰な性的衝動に効果的。男女どちらの外性器にも重要な働きをする。

太衝（たいしょう／LV 3）
母趾と第2趾の中足骨がぶつかる所のすぐ手前のくぼみにあるツボ。感情面の不調、特に怒りの沈静、頭痛や偏頭痛、肝硬変や肝炎などの肝臓の疾患、胆のうの疾患、さらに生理不順に効果的。

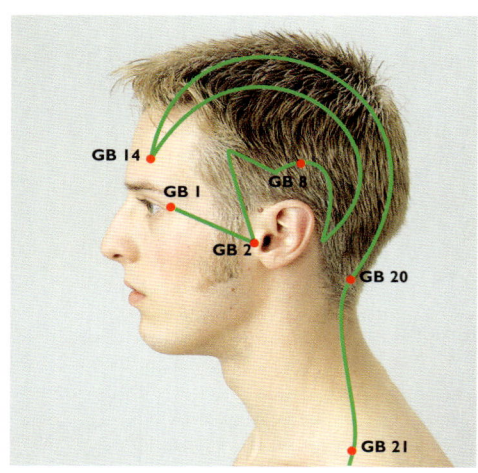

胆経(たんけい)

　目尻の真下の小さなくぼみにある瞳子髎(どうしりょう／**GB 1**)から始まり、足の第4趾の外側、爪の生え際にある竅陰(きょういん／**GB 44**)で終わる経絡です。

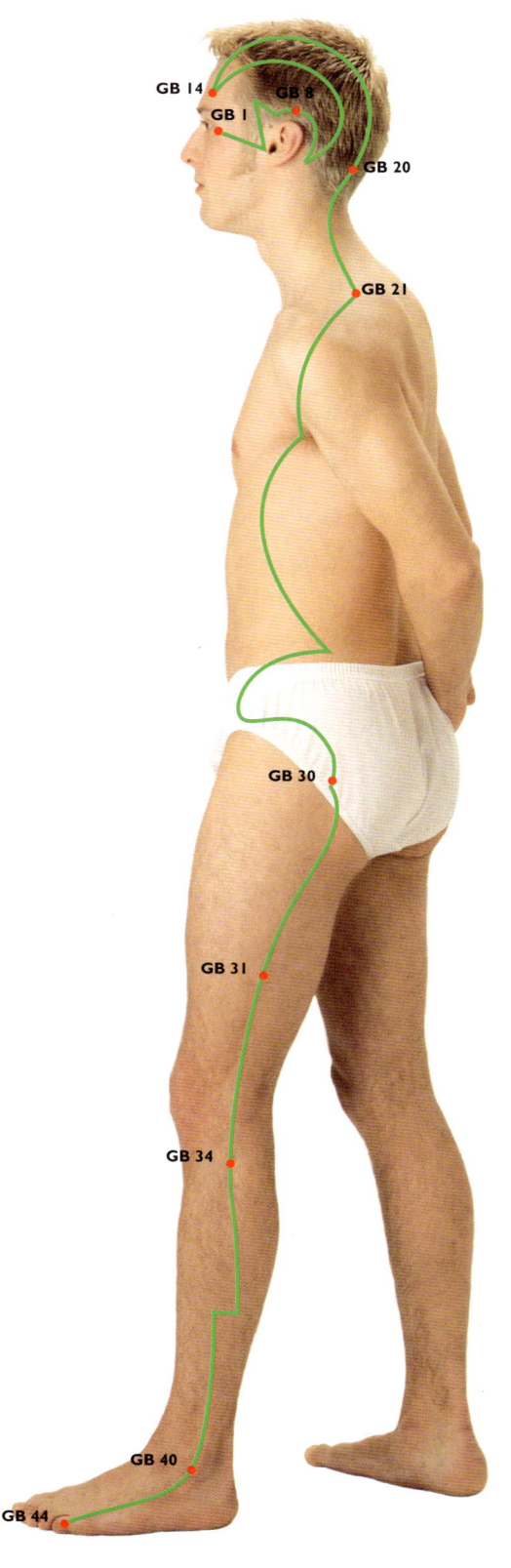

瞳子髎(どうしりょう／GB 1)
目尻の真下の小さなくぼみにあるツボ。目の不調、眉弓(眉骨)の痛みに効果的。

聴会(ちょうえ／GB 2)
耳の手前の、口を開けたときにへこむ部分で、耳たぶの付け根のくぼみと同じ高さにあるツボ。耳鳴りや難聴など、耳の不調に効果的。

率谷(そっこく／GB 8)
耳の一番上の部分からまっすぐ1.5寸上がった所にあるツボ。偏頭痛に効果的。

陽白(ようはく／GB 14)
眉毛の中間点より1寸上にあるツボ。顔面麻痺や前頭部の頭痛、まぶたのけいれんに効果的。

胆経(たんけい) 31

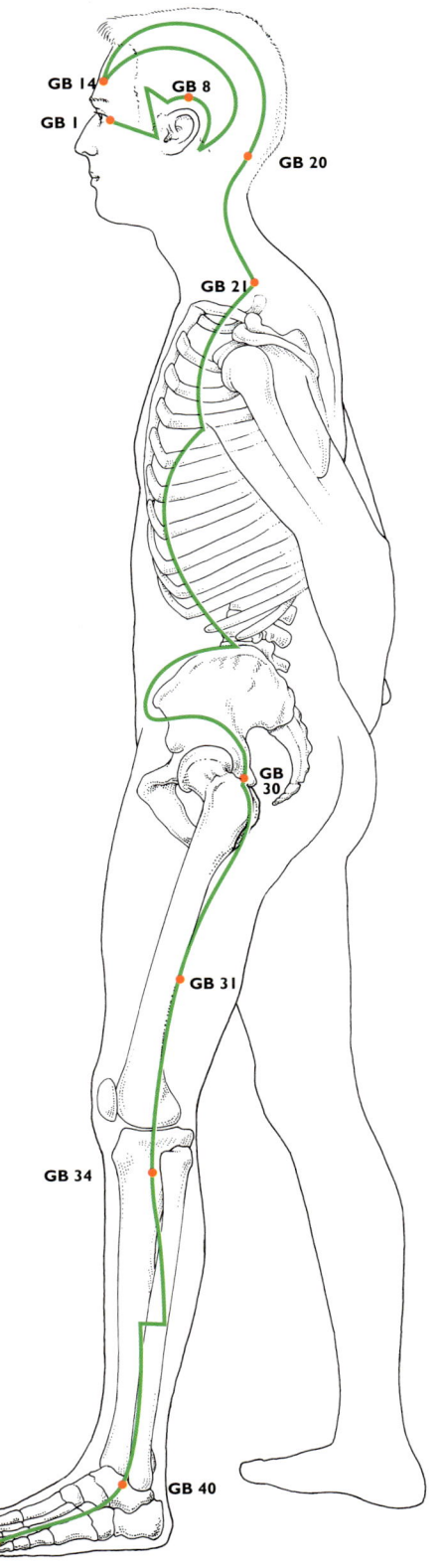

風池(ふうち／GB 20)
うなじの一番上、頭蓋骨基底部のすぐ下の大きなくぼみにあるツボ。殴打によるものを含んだあらゆる種類の頭痛、目、耳、鼻の不調、首の筋肉の緊張、脊椎炎、インフルエンザおよび一般的な風邪、パーキンソン病、てんかん、さらに顔面麻痺にも効果的。

肩井(けんせい／GB 21)
第7頸椎の棘突起と肩関節の背中側の端(肩峰)とを結んだ線の中心にあるツボ。首の痛みやコリ、肩の痛みに効果的。

環跳(かんちょう／GB 30)
大腿骨頭(大腿骨の上端部)の外側の縁から尾骨へ3分の1行った所にあるツボ。背中下部の痛み、坐骨神経痛、大腿部付近の痛み、下腿部の虚弱、かかとの痛みに効果的。

風市(ふうし／GB 31)
立って両腕を、大腿部の側面に力を抜いて下ろしたとき、中指が触れる位置にあるツボ。大腿部のしびれ、坐骨神経痛に効果的。

陽陵泉(ようりょうせん／GB 34)
腓骨の上端部の少し下から若干前方に移動した所のくぼみにあるツボ。筋肉のけいれん、下腿部のこむら返り、虚弱および麻痺、捻挫による急激な痛みを含むヒザおよびくるぶしの痛み、坐骨神経痛、首のコリ、肋間筋の痛みに効果的。筋肉全般をリラックスさせるのに絶大の効果を発揮する。

丘墟(きゅうきょ／GB 40)
外くるぶしの下前の端にあるツボ。胸郭の筋肉の痛み、大きな腫れを伴わない程度の足首の捻挫に効果的。全身の筋肉をリラックスさせるのに役立つ。

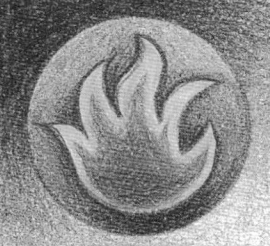

「火」の要素

「火」の要素が持つエネルギーの影響を受けている陰の臓は「心」と「心包」、それらと対になる陽の腑が、それぞれ「小腸」と「三焦」です。

ケーススタディー

アランは、2年前に妻をガンで亡くして以来、精神安定剤を服用してきました。彼は今でも、孤独や虚しさを感じ、心に痛みを抱えています。顔色も悪く、生気がまったく感じられません。妻のことを話し始めると、アランの目からは涙が流れます。彼はまた、左右の肩甲骨の間が痛むと訴えています。

アランの症状から、「心」と「小腸」の働きを司る「火」の要素のバランスが悪くなっていることが分かります。「心」は感情と精神が宿る場所なので、「心」の機能を高めることがアランの感情的な痛みの緩和につながります。肩の痛みについては、小腸経と三焦経を刺激し「心」の気に働きかけることが必要です。アランが治療を受けるべき箇所は、両腕、両肩、そして背中の中上部と心兪（BL15／24ページの背兪穴を参照）となります。

「心」の特徴
- 食べ物から摂取した気を「血」に変える作業をコントロール
- 「血」の循環を活発にさせる
- 血管の健康状態を維持する
- 心と「神」（16ページ参照）が宿る場所
- 顔に状態が表れる
- 舌に通じている
- 喜びの感情と関係がある

「小腸」の特徴
- 消化不良の食べ物に作用する
- 津液に影響を与える

「心包」の特徴
- 「心」と似た機能を持つ
- 嘔吐や吐き気を抑えることができる

「三焦」の特徴
- 津液を調整する

心経
心経上のツボ治療が効果的な症状
- 心臓の痛みや動悸といった心臓の不調
- 鬱病、不眠症
- 手首の痛み、ゴルフ肘
- 舌の不調

小腸経
小腸経上のツボ治療が効果的な症状
- 肩甲骨、背中の中上部、首の痛み
- 手首と肘の痛み

心包経
心包経上のツボ治療が効果的な症状
- 心臓と胸部の不調
- 悲嘆、不安感、パニック発作
- 手根管圧迫症候群

三焦経
三焦経上のツボ治療が効果的な症状
- 耳と目の不調
- 偏頭痛
- 肋骨の痛み
- 首の側面の痛み
- 肩関節、手首、肘の痛み

心経（しんけい） 33

心経（しんけい）

　わきの下の中心にある極泉（きょくせん／**H 1**）から始まり、小指の爪の根元の内側にある少衝（しょうしょう／**H 9**）で終わる経絡です。

少海（しょうかい／**H 3**）
腕を曲げたときに肘にできる折り目の、一番内側にあるツボ。肘の局部痛と腕の心経上にある筋肉の消耗による痛みに効果的。

神門（しんもん／**H 7**）
小指からまっすぐ腕に伸ばしたライン上、手首のすぐ上にあるツボ。手首にある一番太い筋上のくぼみにあります。不安定な思考、不眠症、浅い眠り、鬱病、心臓の痛み、動悸、舌の潰瘍や痛みなどに効果的。

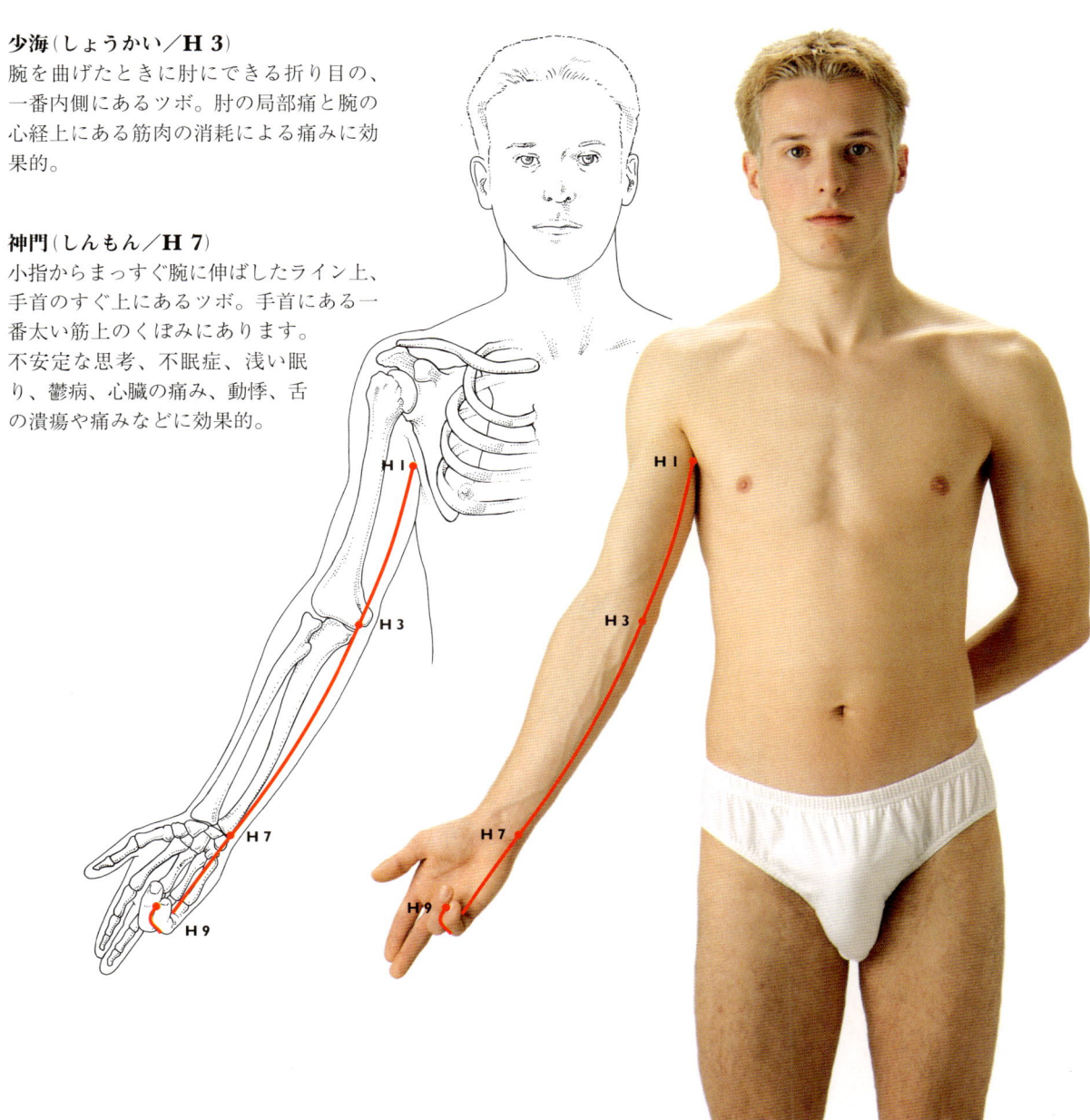

小腸経（しょうちょうけい）

小指の爪の外側にある少沢（しょうたく／**SI 1**）から始まり、耳の穴の手前にある聴宮（ちょうきゅう／**SI 19**）で終わる経絡です。

聴宮（ちょうきゅう／**SI 19**）
口を開けたときにできる、耳の穴の手前のくぼみにあるツボ。耳の不調に効果的。

肩中兪（けんちゅうゆ／**SI 15**）
体の正中線から2寸外側で、第7頸椎の下端と同じ高さにあるツボ。首のコリ、肩および背中の痛みに効果的。

肩外兪（けんがいゆ／**SI 14**）
肩甲骨の内側のラインを上に伸ばした所、もしくは体の正中線から3寸外側で、第1胸椎の下端と同じ高さにあるツボ。肩の痛み、首のコリ、左右の肩甲骨の間の痛みに効果的。

秉風（へいふう／**SI 12**）
天宗から垂直に上がった所、肩甲棘のすぐ上にあるツボ。肩の痛みに効果的。

天宗（てんそう／**SI 11**）
肩甲骨の中心付近のくぼみにあるツボ。臑兪の解説に挙げてある症状と、左右の肩甲骨の間の痛みに効果的。

臑兪（じゅゆ／**SI 10**）
肩貞から垂直に上がった所、肩の一番外側の骨より少し内側、少し下にあるツボ。肩の痛みやケガ、腕の麻痺、さらに小腸経上に起こるあらゆる痛みやしびれにも効果的。

肩貞（けんてい／**SI 9**）
腕を体にピッタリくっつけたときに、わきの後ろにできる割れ目より1寸上がったところにあるツボ。腕が動かない、肩が痛むといった症状に効果的。

小海（しょうかい／**SI 8**）
肘の下にある溝、上腕骨の下端と尺骨の上端の間にあるツボ。腕のしびれや痛みに効果的。

後谿（ごけい／**SI 3**）
手を握ったときに手のひらにできる一番太い筋の、小指側の先端にあるツボ。手と腕の外側の痛み、小指のしびれ、そして首のコリに効果的。

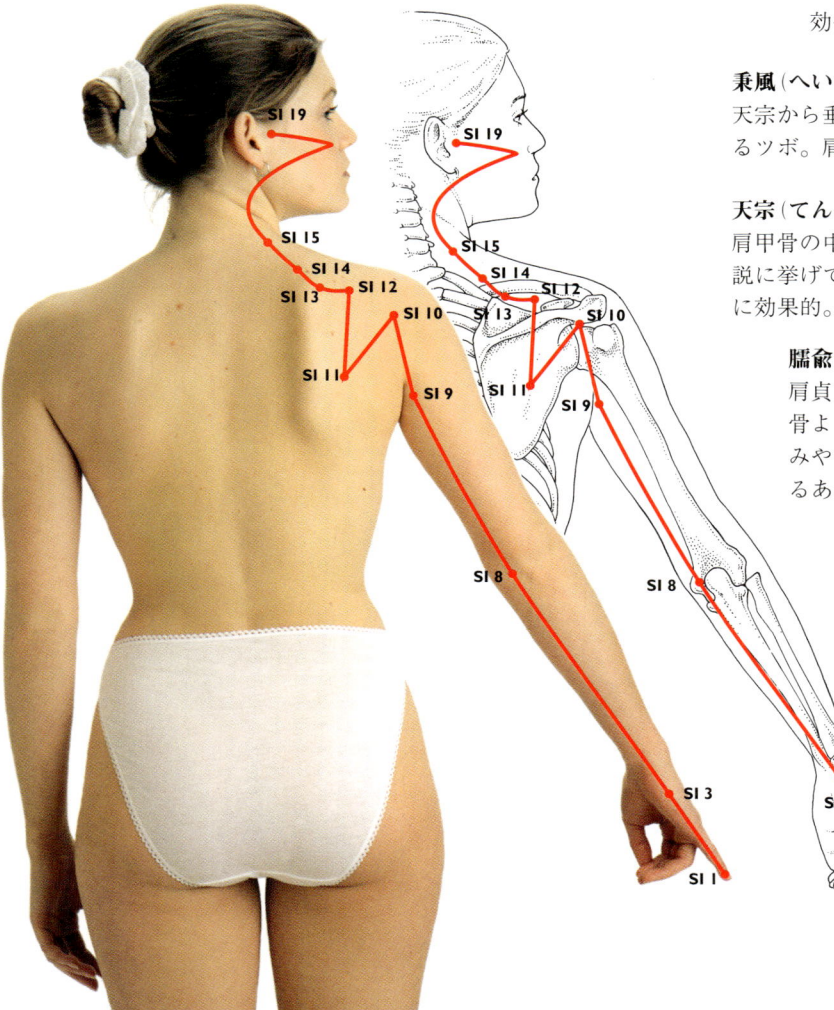

心包経(しんぽうけい)

　乳首のすぐ横、第4肋骨と第5肋骨の間のスペースにある天池(てんち／**P 1**)から始まり、中指の指先の真ん中にある中衝(ちゅうしょう／**P 9**)で終わる経絡です。

内関(ないかん／**P 6**)
前腕の手首寄り、手首の折り筋から2寸上で、2本の大きな腱のちょうど間にあるツボ。特に乗り物酔いによる吐き気やむかつき、恋愛問題が原因の心の痛み、不眠症、不規則な心拍を治し、イライラを抑える。このツボは、合谷、足三里と並んで、とても効果の高いツボとされ、これらを定期的に数分間ずつ刺激し続けることによって、「心」が強化される。
注意：妊娠中は合谷を刺激しないこと。

大陵(たいりょう／**P 7**)
手のひら側の手首の中央、手首の折り筋上にあるツボ。不安感や動悸、手根管圧迫症候群、手首の痛み、親指、人差し指、中指のしびれに効果的。

労宮(ろうきゅう／**P 8**)
中指を手のひらの方に曲げたときに、その爪が触れる位置にあるツボ。イライラや動揺、心臓の痛みに効果的。

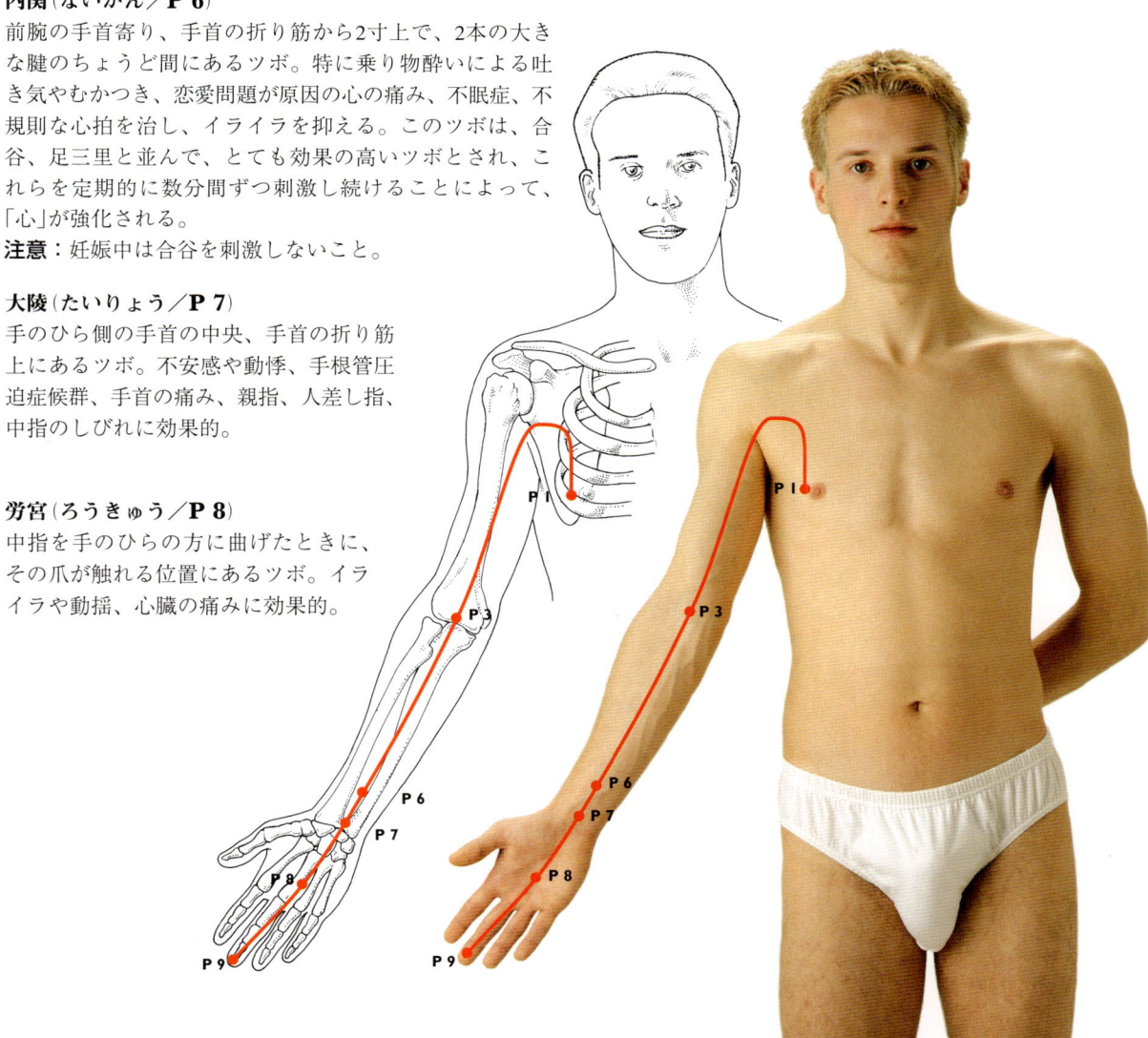

三焦経（さんしょうけい）

　薬指の外側、爪のすぐ下にある関衝（かんしょう／**SJ 1**）から始まり、眉毛の外側の端にある絲竹空（しちくくう／**SJ 23**）で終わる経絡です。

中渚（ちゅうしょ／**SJ 3**）
第4中手骨と第5中手骨の間にあるくぼみの一番上、関節の手前にあるツボ。耳の不調、難聴、側頭部の偏頭痛、手の甲の痛み、コリ、腫れに効果的。

外関（がいかん／**SJ 5**）
前腕の、内関の反対側にあるツボ。手の甲側の手首の一番太い折り筋から2寸上、尺骨と橈骨の間にある。肩の痛み、薬指のしびれ、側頭部の痛み、聴覚の不調、風邪による熱に効果的。

天井（てんせい／**SJ 10**）
上腕骨の下端から1寸ほど上の、肘を曲げたときにできるくぼみにあるツボ。肘の痛みに効果的。

肩髎（けんりょう／**SJ 14**）
肩峰（けんぽう／背中側の肩関節）の外端のすぐ下のくぼみにあるツボ。肩が痛む、肩が動かないといった症状に効果的。

翳風（えいふう／**SJ 17**）
耳たぶの後ろのくぼみの真ん中にあるツボ。耳鳴りや聴覚障害などの耳の不調、顔面麻痺、歯痛、下あごの神経痛に効果的。

絲竹空（しちくくう／**SJ 23**）
眉毛の外端の小さなくぼみにあるツボ。側頭部の痛み、めまい、顔面麻痺、まぶた、またはその周辺の筋肉のけいれん、結膜炎に効果的

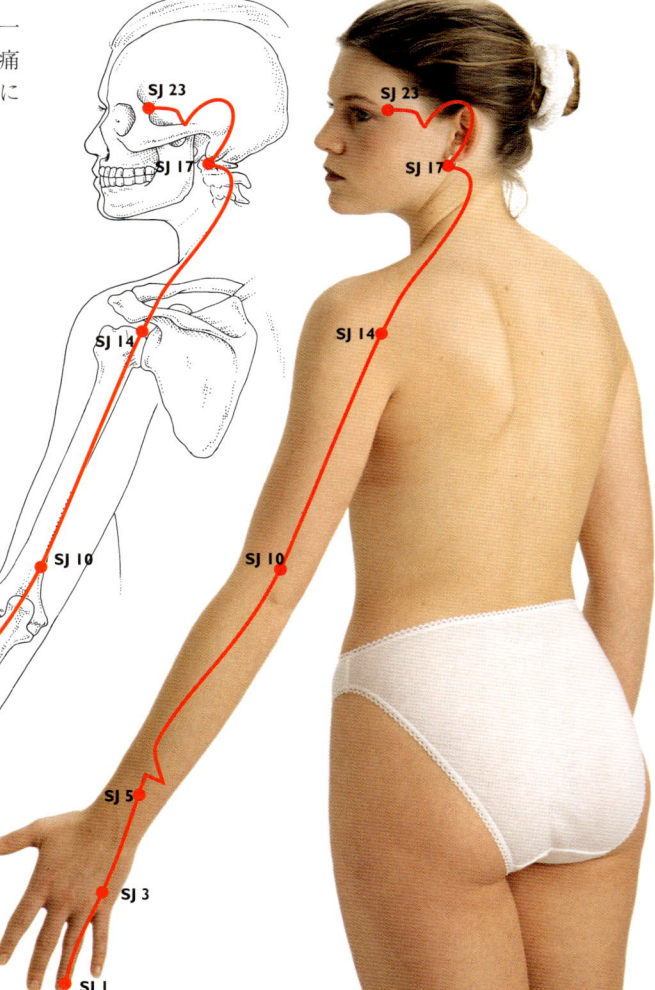

ケーススタディー

メアリーは職業コンサルタントとして成功を収めましたが、最近、夫が他に女性の元へと去っていってしまいました。それ以来、不眠症に陥り、起きている時間だけでなく夜中まで、このような状況になった理由を分析してしまう毎日です。そのため彼女の心の痛みや不安感は極度に達し、それを抑えるために今度は過食症状にも陥ってしまいました。胃がパンパンに膨らんでいるので、苦しくて動くのにも不自由を感じています。かかりつけの医者は、おそらく過敏腸症候群ではないかと言っています。メアリーはまた、首と肩の筋肉が緊張していて体全体が重く感じるともらしています。

メアリーの症状から、「脾」と「胃」の「土」のエネルギーバランスが悪くなっていることが分かります。「脾」は憂いの感情をコントロールする臓です。腹部にある胃経と脾経のツボを刺激することによって「脾」の気に働きかけることができます。メアリーには全身のマッサージも必要です。全身マッサージを行えば、彼女の活力や幸福感が呼び起こされ、体がリラックスして、自分自身と自分の持つ対応力を信じることができるようになるでしょう。もちろん、首、肩、腹部、そして膀胱経上にある脾と胃の背兪穴（24ページ参照）、脾兪と胃兪への施術も必要です。

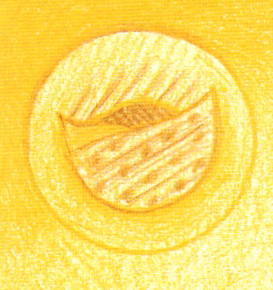

「土」の要素

「土」の要素が持つエネルギーの影響を受けている陰の臓は「脾」、それと対になる陽の腑が「胃」です。

「脾」の特徴

- 胃で消化された食べ物に含まれている気を取り出す
- 血管を通る血液の循環を安定させる
- 口腔へと通じている
- 体の中心にある気を司る
- 純化された気の末端までの流れをコントロール
- 憂いの感情と関係がある

「胃」の特徴

- 食べ物に含まれている純エキスを選り分ける
- 不純エキスを「小腸」に送って次の処理を託す
- 純エキスを素早く「脾」に送る

脾経

脾経上のツボ治療が効果的な症状
- 脾臓と胃の不調
- 腹部の張り
- 脚やくるぶしのむくみ
- 月経前症候群および月経不調
- アザ　●不眠症　●憂いの感情

胃経

胃経上のツボ治療が効果的な症状
- 頭痛、歯痛、あごの痛み、
- 顔面麻痺といった頭部および顔の不調
- 腹部の張り、下痢、便秘
- ヒザと脚の前面の痛み
- 免疫システムの活性化

脾経（ひけい）

母趾の外側、爪のすぐ下にある隠白（いんぱく／**SP 1**）から始まり、わきの下から6寸下の第6肋骨と第7肋骨の間にある大包（だいほう／**SP 21**）で終わる経絡です。

ケーススタディー

ソフィーは18歳の学生です。これから2ヶ月以内に彼女にとって重要な試験があり、歯科学を学べる大学に入るためには、その試験に好成績で合格することが必要です。彼女はとても頭がよく、かなりの努力もしたのですが、それでも自分に必要な点数が取れないのではないかという不安から、あまり眠れません。さらに彼女は、月経前の1週間はいつも体が重くて気分もすぐれず、お腹が非常に張ってしまうのです。

ソフィーの症状から、「脾」のエネルギーバランスが悪くなっていることが分かります。公孫と三陰交を毎日、1週間続けてマッサージすれば、彼女の月経前症候群と不安感は和らぐはずです。推拿治療では、これらのツボを通るその他の経絡にもマッサージを行います。

注意：妊娠中は、三陰交を刺激しないこと。

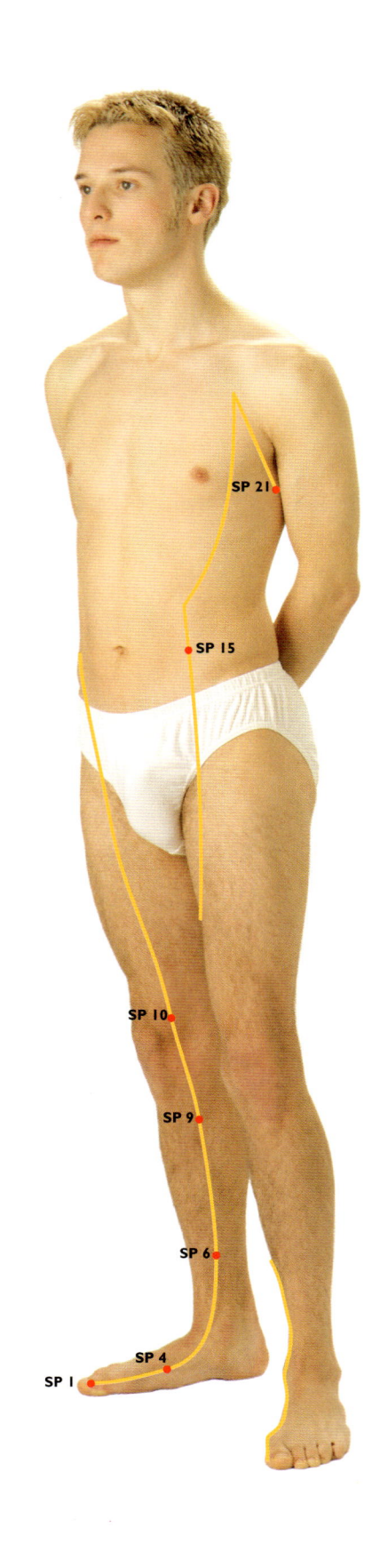

脾経(ひけい)

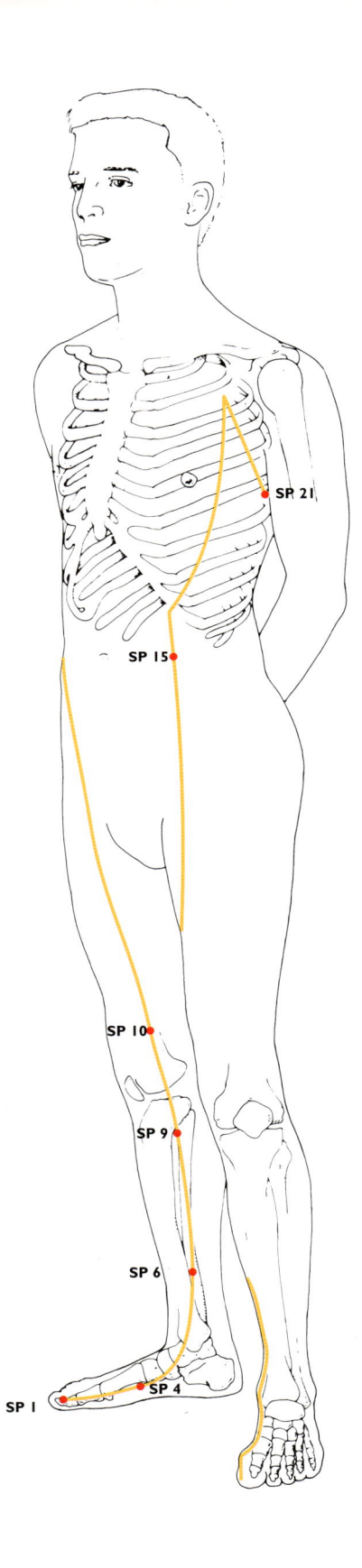

大横(だいおう/SP 15)
ヘソから腹部を真横に4寸行った所にあるツボ。規則正しい腸の動きを促進させるのに効果的。

血海(けっかい/SP 10)
膝蓋骨(ヒザの皿)の上端の2寸上の高さで、膝蓋骨の内端から垂直に大腿部に上げていったライン上にあるツボ。皮膚のかゆみ、湿疹、乾癬、じんましん、さらに月経不順にも効果的。

陰陵線(いんりょうせん/SP 9)
脛骨とふくらはぎの筋肉の間のくぼみにあるツボ。指で脛骨の内端をたどっていくと、骨の角度が変わる場所がありますが、そこがこのツボの位置。胃の痛み、むくみ、下痢に効果的。

三陰交(さんいんこう/SP 6)
脛骨の内端のかげ、内くるぶしの上端から3寸上がった所にあるツボ。下痢、腹部の張り、出血、ヘルニアおよび脱出症、不眠症、睡眠障害、難産、月経不順、インポテンス、早漏、そして排尿障害に効果的。
注意:妊娠中は、このツボを刺激しないこと。

公孫(こうそん/SP 4)
足の裏のアーチの中心、第1中足骨の上端から足の裏側に下ろした所にあるツボ。鬱病、腹痛、不眠症に効果的。

胃経（いけい）

　瞳孔の下、目の下側のくぼみのすぐ上にある承泣（しょうきゅう／**ST 1**）から始まり、足の第2趾の外側、爪のすぐ下にある厲兌（れいだ／**ST 45**）で終わる経絡です。

頬車（きょうしゃ／**ST 6**）
あごの筋肉群の中心、下あごの骨ラインのすぐ上、筋肉が最も目立っている所にあるツボ。下の歯の痛み、顔面麻痺に効果的。

下関（げかん／**ST 7**）
頬車の真上、あご骨と頬骨の間のくぼみにあるツボ。口を開けたり閉じたりするとすぐに分かる。難聴、上の歯の痛み、顔面麻痺に効果的。このツボをじっくり押すと、歯の治療後の痛み止めに絶大な効果を表す。

梁門（りょうもん／**ST 21**）
ヘソの中心から4寸上、体の正中線から2寸外側にあるツボ。腹筋のけいれん、腹部の張り、下痢に効果的。

天枢（てんすう／**ST 25**）
ヘソの中心から2寸真横に行った所にあるツボ。腹痛、下痢、便秘、嘔吐、さらに月経不順にも効果的。

帰来（きらい／**ST 29**）
ヘソの中心から4寸下、体の正中線から2寸外側にあるツボ。ヘルニア、月経不順、子宮脱、インポテンスに効果的。

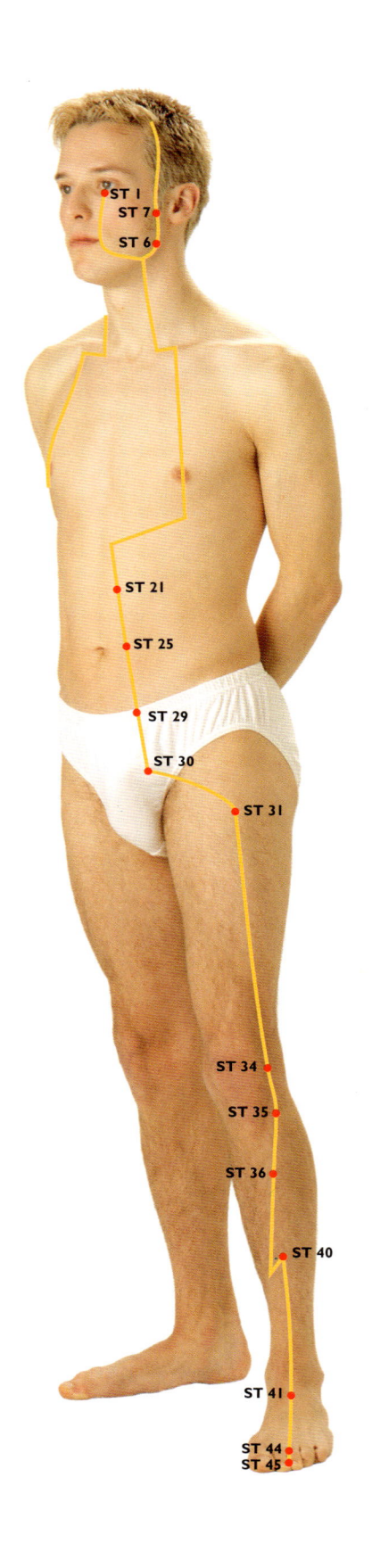

胃経(いけい)

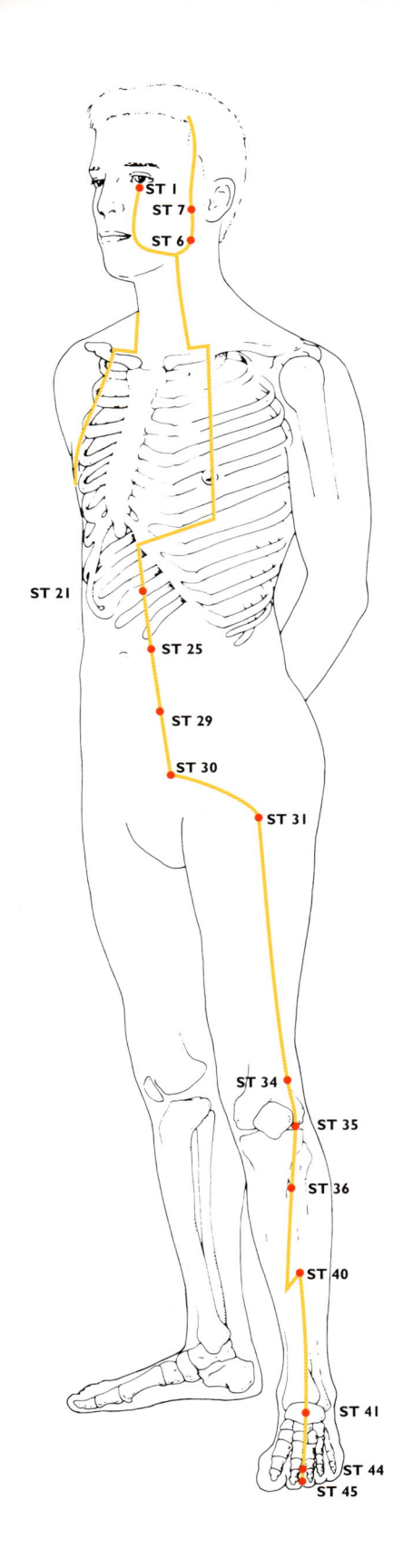

髀関(ひかん/ST 31)
腰骨の下、恥骨の下端と同じ高さにあるツボ。脚、腰、腹部の痛みに効果的。

梁丘(りょうきゅう/ST 34)
膝蓋骨の上端を真横にのばしたラインと、膝蓋骨の外端を真上にのばしたラインが交わる点から2寸上にあるツボ。ヒザの痛み、腹痛に効果的。

犢鼻(とくび/ST 35)
ヒザの外側にあるくぼみで、膝蓋骨の下端と同じ高さの所にあるツボ。ヒザの痛みとケガに効果的。

足三里(あしのさんり/ST 36)
犢鼻から3寸下がった所、脛骨の上端から1寸外側にあるツボ。胃痛、胃潰瘍および十二指腸潰瘍、水分のうっ滞、あらゆる内臓の脱出症(百会D20とも関連あり)、下痢および便秘、月経不順、さらにヒザの痛みにも効果的。あらゆるツボの中でも、特に絶大な効果を発揮するツボの1つ。その他にも、免疫システムを強化し、「腎」の調子を整え、「脾」と「胃」の働きを調節して食べ物の消化を助ける。

豊隆(ほうりゅう/ST 40)
脛骨の上端から2寸外側、外くるぶしの上端から脚を8寸上がった所にあるツボ。痰、粘膜の充血、さらに咳にも効果的。

解谿(かいけい/ST 41)
つま先を上に持ち上げたときに、足首の関節の前にできるくぼみの中心にあるツボ。足首の関節の痛み、慢性および急性の前頭部の痛みに効果的。

内庭(ないてい/ST 44)
足の第2趾と第3趾の間の、水かきのようになっている部分の少し足首よりにあるツボ。解谿の項に挙げたものと同じ症状に、解谿よりも強力に効く。

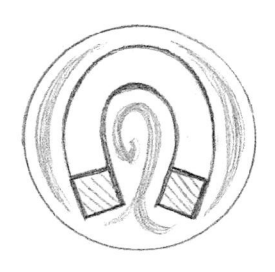

「金」の要素

「金」の要素が持つエネルギーの影響を受けている陰の臓は「肺」、それと対になる陽の腑が「大腸」です。

ケーススタディー

スーザンは60歳、また風邪を引いて咳をしています。彼女は軽い喘息持ちで、胸がとても苦しいと感じています。絶えず鼻が詰まった状態なので、呼吸を助けるために酸素吸入器を使用しています。赤ちゃんのときには湿疹があり、今は極度の乾燥肌です。スーザンは義理の息子と折り合いが悪く、孫にも滅多に会えません。このことは彼女を落ち込ませ、心に深い悲しみを与えています。

スーザンの鼻の症状と乾燥肌から、「肺」と「大腸」が持つ「金」のエネルギーバランスが悪くなっていることが分かります。「肺」の気の流れが詰まってしまうと、正常な呼吸ができなくなり、咳や鼻詰まりを起こしてしまうのです。彼女の悲しみからは、「肺」の気のバランスが悪くなっていることが分かります。スーザンには、首、肩、腕の大腸経と肺経を中心にした推拿マッサージ、そして肺兪(24ページを参照)への刺激が必要です。これらは、すべて「肺」の気に働きかけることができる治療法なのです。

「肺」の特徴
- 空気から純粋な気を取り入れる
- 不純な気を吐き出す
- 取り入れた気を体が使える形に変換する
- 気と津液が全身、特に「腎」へ行き渡るように助ける
- 尿の生成を促す
- 全身の水分バランスに作用する
- 鼻へと通じている
- 悲しみの感情と関係がある

「大腸」の特徴
- 「小腸」から来る食べ物の残りカスの排泄をコントロールする
- 水分を全身に吸収させる

肺経
肺経上のツボ治療が効果的な症状
- 肺の不調、咳、喘息、胸の痛み
- 喉の痛み
- 親指の痛み

大腸経
大腸経上のツボ治療が効果的な症状
- 歯痛、頭痛、鼻づまりといった、前頭部および顔の不調
- 高熱
- 肩関節の前面の痛み
- テニス肘
- 手首、手、親指の反復筋肉損傷

肺経（はいけい）

　第1肋骨と第2肋骨の間のスペースと同じ高さ、体の正中線から6寸外側にある中府（ちゅうふ／**LU 1**）から始まり、親指の外側にある少商（しょうしょう／**LU 11**）で終わる経絡です。

雲門（うんもん／**LU 2**）
鎖骨の下にあるくぼみ、胸部の正中線から6寸外側にあるツボ。咳に効果的。

尺沢（しゃくたく／**LU 5**）
肘の折り筋、上腕二頭筋腱のすぐ外側にあるツボ。肺の不調、咳、喉の痛み、熱、肘の痛みに効果的。

孔最（こうさい／**LU 6**）
尺沢から腕を5寸下がった所、橈骨の内端にあるツボ。急性の喘息の発作、咳に効果的。

列缺（れつけつ／**LU 7**）
手のひら側の手首の真ん中の折り筋から1.5寸上、親指のライン上にある小さな骨の出っ張り（橈骨茎状突起）のすぐ上の小さなくぼみにあるツボ。熱、咳、頭痛、そして首の痛み（対になっている大腸経を介して）に効果的。

太淵（たいえん／**LU 9**）
手のひら側の手首の一番太い折り筋上、親指に向かって走っている大きな腱のすぐ内側にあるツボ。喘息による咳、手首の痛みおよびしびれ、そして肺経上のあらゆる部分の痛みに効果的。

魚際（ぎょさい／**LU 10**）
第1中手骨（親指の根元から手首へ）の中心点の裏側（手のひら側）にあるツボ。喘息の発作、喉の痛み、親指の痛みに効果的。

少商（しょうしょう／**LU 11**）
親指の外縁、爪の生え際にあるツボ。喉の痛みに効果的。

中府（ちゅうふ／**LU 1**）
雲門から2寸下がった所で、第1肋骨と第2肋骨の間のスペースと同じ高さにあるツボ。咳、肺炎に効果的。

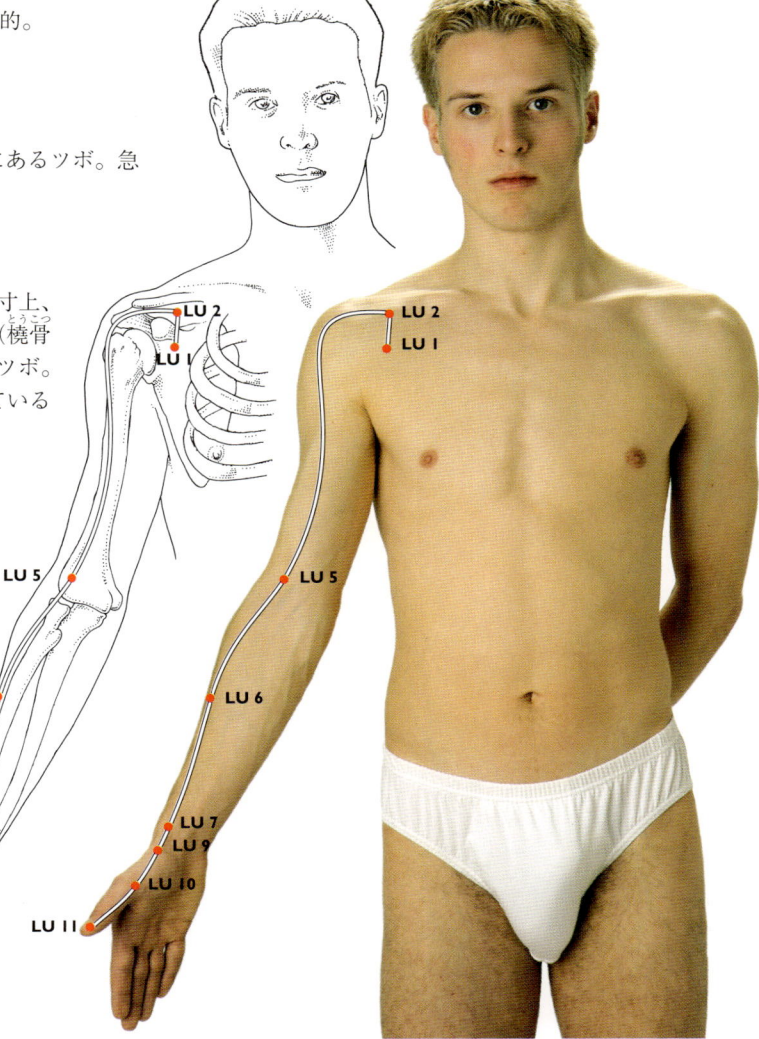

大腸経（だいちょうけい）

人差し指の親指側の縁、爪の生え際にある商陽（しょうよう／**LI 1**）から始まり、腕から顔へと通って、鼻孔の外側にある迎香（げいこう／**LI 20**）で終わる経絡です。

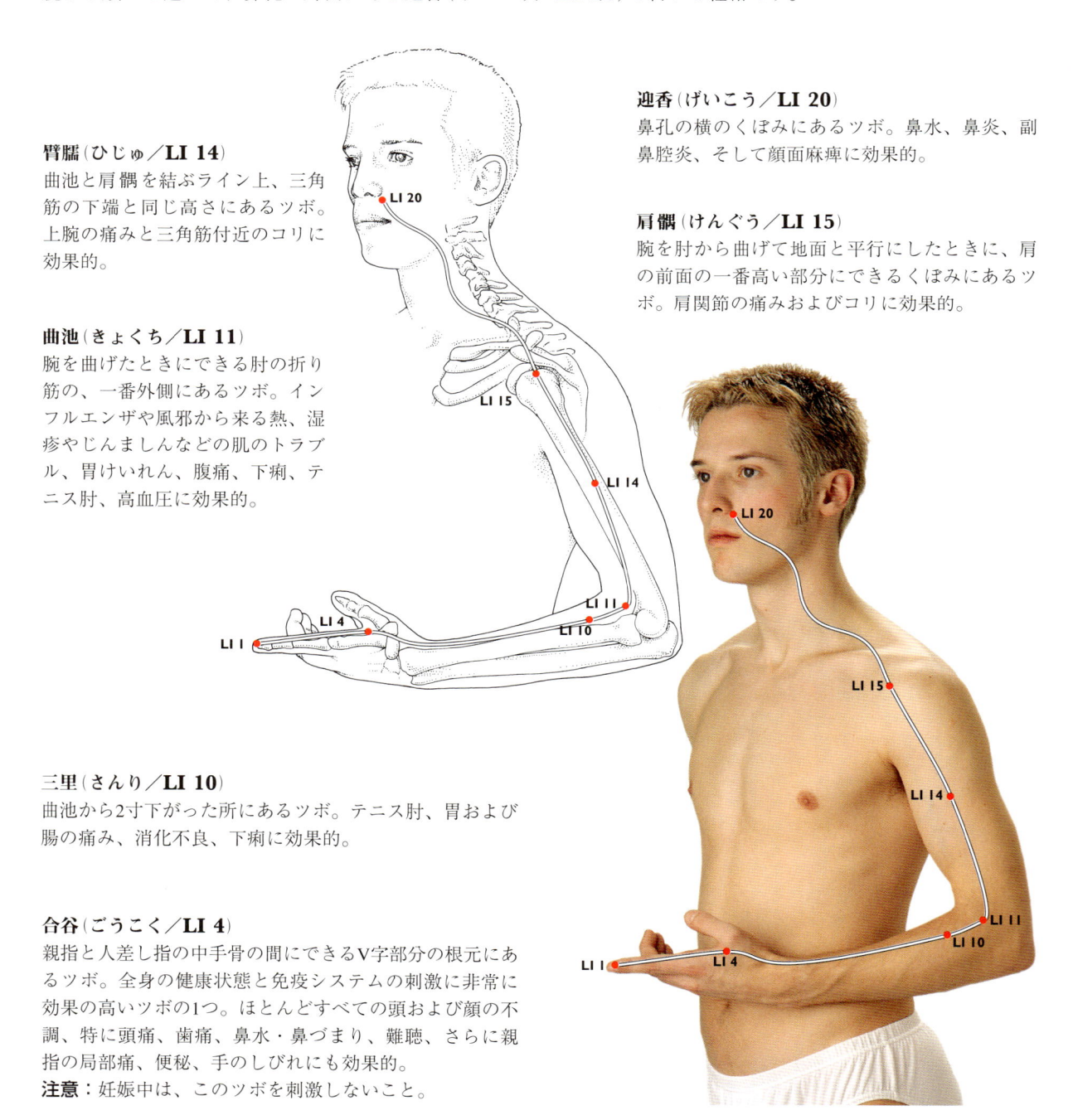

臂臑（ひじゅ／**LI 14**）
曲池と肩髃を結ぶライン上、三角筋の下端と同じ高さにあるツボ。上腕の痛みと三角筋付近のコリに効果的。

曲池（きょくち／**LI 11**）
腕を曲げたときにできる肘の折り筋の、一番外側にあるツボ。インフルエンザや風邪から来る熱、湿疹やじんましんなどの肌のトラブル、胃けいれん、腹痛、下痢、テニス肘、高血圧に効果的。

迎香（げいこう／**LI 20**）
鼻孔の横のくぼみにあるツボ。鼻水、鼻炎、副鼻腔炎、そして顔面麻痺に効果的。

肩髃（けんぐう／**LI 15**）
腕を肘から曲げて地面と平行にしたときに、肩の前面の一番高い部分にできるくぼみにあるツボ。肩関節の痛みおよびコリに効果的。

三里（さんり／**LI 10**）
曲池から2寸下がった所にあるツボ。テニス肘、胃および腸の痛み、消化不良、下痢に効果的。

合谷（ごうこく／**LI 4**）
親指と人差し指の中手骨の間にできるV字部分の根元にあるツボ。全身の健康状態と免疫システムの刺激に非常に効果の高いツボの1つ。ほとんどすべての頭および顔の不調、特に頭痛、歯痛、鼻水・鼻づまり、難聴、さらに親指の局部痛、便秘、手のしびれにも効果的。
注意：妊娠中は、このツボを刺激しないこと。

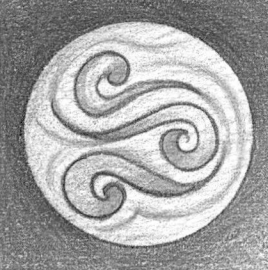

「水」の要素

「水」の要素が持つエネルギーの影響を受けている陰の臓は「腎」、それと対になる陽の腑が「膀胱」です。

「腎」の特徴

- 「元精」(16ページを参照)および食べ物から精製されたエキスを貯蔵する
- 発達プロセスおよびあらゆる生殖機能を司る
- 体質改善を促す
- 体内の水分バランスをコントロール
- 「脾」を経由して「肺」に純化された水分を送り込む
- 不純な水分を尿として排出する
- エネルギーの変換を司る
- 体温を供給する
- 「肺」から流れてくる気を受け止め、下半身に保つ
- 髄、「血」、骨、歯の生成をコントロール
- 脳機能と意思をコントロール
- 耳へと通じている
- 髪の毛の健康に影響を及ぼす
- 恐れの感情と関係がある

ケーススタディー

マデリーンは、激しい背中下部の痛みと脚の裏側にしびれるような痛みを抱えています。彼女には幼い2人の息子がおり、1人は1歳でまだ歩けないのですが、もう1人はヨチヨチ歩きで今ちょうどトイレのしつけをしている最中なので、その子の世話でかがんだり抱っこして歩いたりしてますます背中の痛みがひどくなっています。十分な睡眠を取ることもできず、常に疲労感があります。最近では、少し耳鳴りもするようになってきました。マデリーンは背痛になりやすいので、彼女の主治医はその度に痛み止めを処方し、安静にするよう指示してきました。

マデリーンの症状から、「腎」と「膀胱」の「水」のエネルギーバランスが悪くなっていることが分かります。背中下部の痛みと疲労、耳の不調は、「腎」の気のバランスが乱れていることの表れです。膀胱経は、「腎」の気に働きかけることができる経絡で、背中の下部を通り脚の裏側へと伸びています。マデリーンに必要な推拿治療は、腰と脚、そして腎兪(24ページを参照)のマッサージです。

「膀胱」の特徴

- 「腎」の支配下で、尿を受け取って貯蔵する

腎経

腎経上のツボ治療が効果的な症状
- 背中下部の痛み
- 喘息
- むくみ
- ヒザの裏側の痛み
- 手足の冷え

膀胱経

膀胱経上のツボ治療が効果的な症状
- 目の不調
- 背中下部、脚の裏側、外くるぶしの痛み
- けいれん
- 排尿障害
- あらゆる「内臓」の不調(背兪穴を使って治療、24ページを参照)

腎経（じんけい）

　足の裏にある湧泉（ゆうせん／**K 1**）から始まり、鎖骨の下端にあるくぼみ、体の正中線から2寸外側にある兪府（ゆふ／**K 27**）で終わる経絡です。

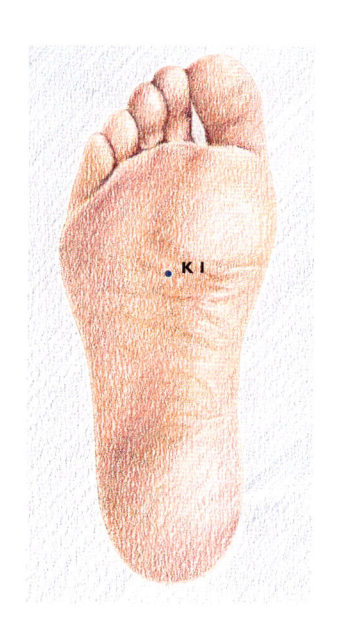

湧泉（ゆうせん／**K 1**）
足の裏の中心線上、かかとから3分の2の所にあるツボ。気絶（意識を取り戻させる）、ショック状態、イライラ、てんかん、幼児のひきつけ、そして歯痛などの極度の痛みに効果的。睡眠と食欲にいい影響を与える健康管理ツボ（24ページを参照）でもある。

太谿（たいけい／**K 3**）
内くるぶしとアキレス腱の中間にあるツボ。「腎」の気が不足している場合に重要となる。背中下部の痛み、頻尿、耳鳴り、弱視、不眠症、さらにイライラにも効果的。

照海（しょうかい／**K 6**）
内くるぶしの中心からまっすぐに下ろした所のくぼみにあるツボ。太谿の項に挙げたものと同じ症状に効果的。

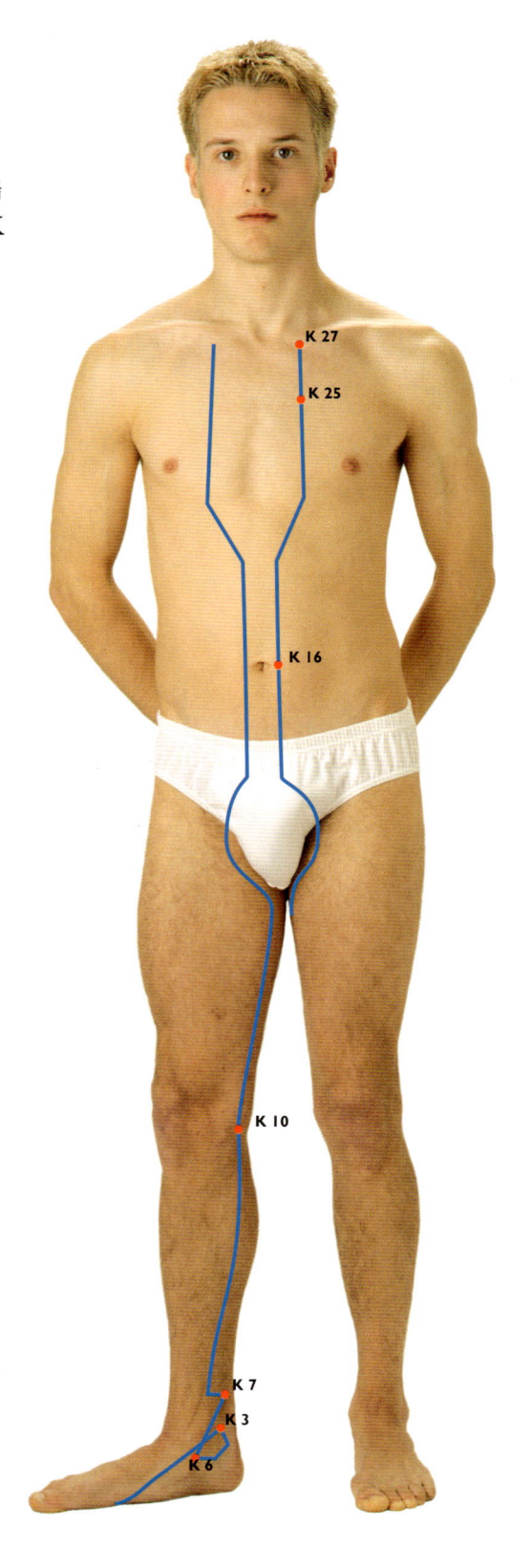

腎経(じんけい)　47

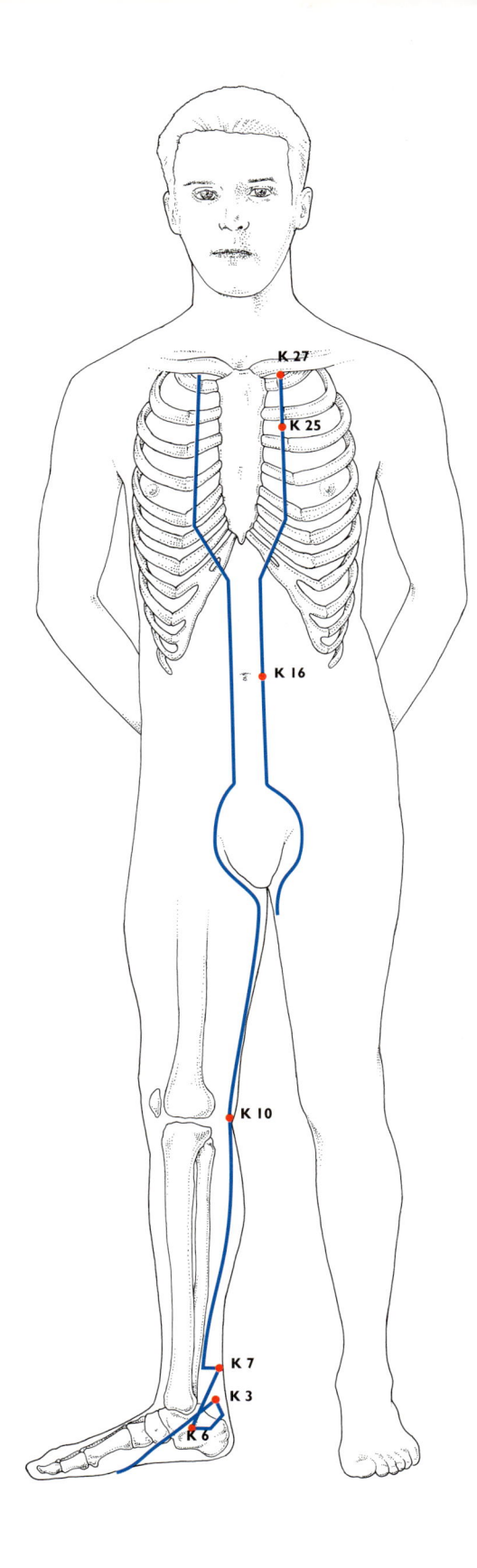

神蔵(しんぞう／**K 25**)
第2肋骨と第3肋骨の間のスペース、中府と同じ高さで、体の正中線から2寸外側にあるツボ。咳、喘息、心的ストレスを治し、心を静める効果がある。

盲兪(こうゆ／**K 16**)
ヘソより0.5寸外側にあるツボ。腹痛、下痢に効果的。

陰谷(いんこく／**K 10**)
ヒザの裏の折り筋上、ヒザの内端に向かってできている小さなへこみにあるツボ。ヒザの靭帯の不調に効果的。

復溜(ふくりゅう／**K 7**)
太谿からまっすぐ2寸上がった所にあるツボ。むくみと極度の寝汗に効果的。

膀胱経（ぼうこうけい）

　目の内側にある睛明（せいめい／**BL 1**）から始まり、足の小指の外側、爪のすぐ下にある至陰（しいん／**BL 67**）で終わる、最も長い経絡です。各背兪穴（24ページを参照）は、この経絡上にあります。

天柱（てんちゅう／**BL 10**）
体の正中線より1.3寸外側、頭蓋骨基底部のすぐ下にあるツボ。このツボを長時間、強く押すと頭蓋骨の下にある筋肉の緊張がほぐれ、痛みやコリが和らぐ。

大杼（だいじょ／**BL 11**）：骨会
体の正中線より1.5寸外側、第1胸椎の棘突起の下端と同じ高さにあるツボ。首、肩、背中の骨および関節内を流れる気のつまりを解消するのに効果的。

肺兪（はいゆ／**BL 13**）
体の正中線より1.5寸外側、第3胸椎の棘突起の下端と同じ高さにあるツボ。このツボを定期的に強く押すことによって、肺の健康状態が促進され、喘息や気管支炎が治る。

心兪（しんゆ／**BL 15**）
体の正中線より1.5寸外側、第5胸椎の棘突起の下端と同じ高さにあるツボ。あらゆる心臓の疾患、貧血、てんかん、胸の圧迫感、不眠症に効果的。心を落ち着ける効果もある。

膈兪（かくゆ／**BL 17**）：血会
体の正中線より1.5寸外側、第7胸椎の棘突起の下端と同じ高さにあるツボ。血液不足や出血などあらゆる血液の疾患とじんましんに効果的。

肝兪（かんゆ／**BL 18**）
体の正中線より1.5寸外側、第9胸椎の棘突起の下端と同じ高さにあるツボ。黄疸や肝炎を含むあらゆる肝臓の疾患に効果的。このツボを強く押すことによって、上腹部の痛み、目のかすみ、さらに夜盲症も和らぐ。肝兪刺激の効果をさらにアップさせるためには、第10胸椎の下端にある、胆兪（たんゆ／**BL 19**）を一緒に刺激するとよい。

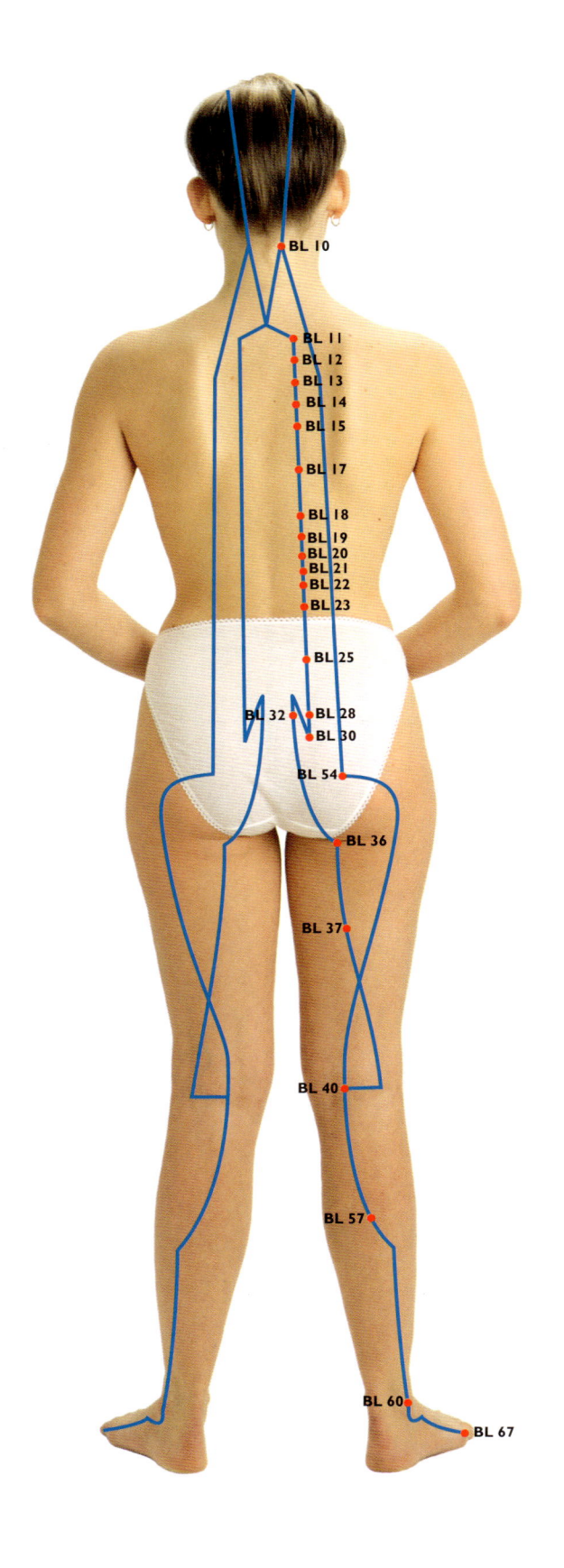

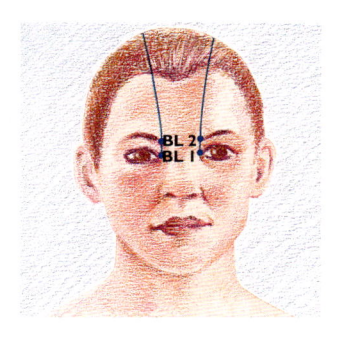

膀胱経（ぼうこうけい）　49

攢竹（さんちく／BL 2）
眉毛の内側にあるツボ。目の痛み、前頭部の痛みに効果的。

脾兪（ひゆ／BL 20）
体の正中線より1.5寸外側、第11胸椎の棘突起の下端と同じ高さにあるツボ。「脾」の機能を正常に保つのに効果的。このツボを定期的に刺激することによって、疲労、エネルギー不足、消化不良が改善され、嘔吐、下痢、しゃっくり、黄疸が和らぐ。脾兪治療の効果をさらにアップさせるためには、第12胸椎の下端にある胃兪（いゆ／BL 21）を一緒に刺激するとよい。

腎兪（じんゆ／BL 23）
体の正中線より1.5寸外側、第2腰椎の下端と同じ高さにあるツボ。「腎」の機能を促進させる。慢性的な背中下部の痛みの治療には不可欠のツボ。耳鳴り、難聴などの耳の不調にも効果的。

大腸兪（だいちょうゆ／BL 25）
体の正中線より1.5寸外側、第4腰椎の下端と同じ高さにあるツボ。腰椎、仙骨、でん部一帯の気の流れに影響を与え、痛み、特に坐骨神経痛を和らげるのに効果的。「大腸」の機能が調整されて、下痢や便秘が治る。

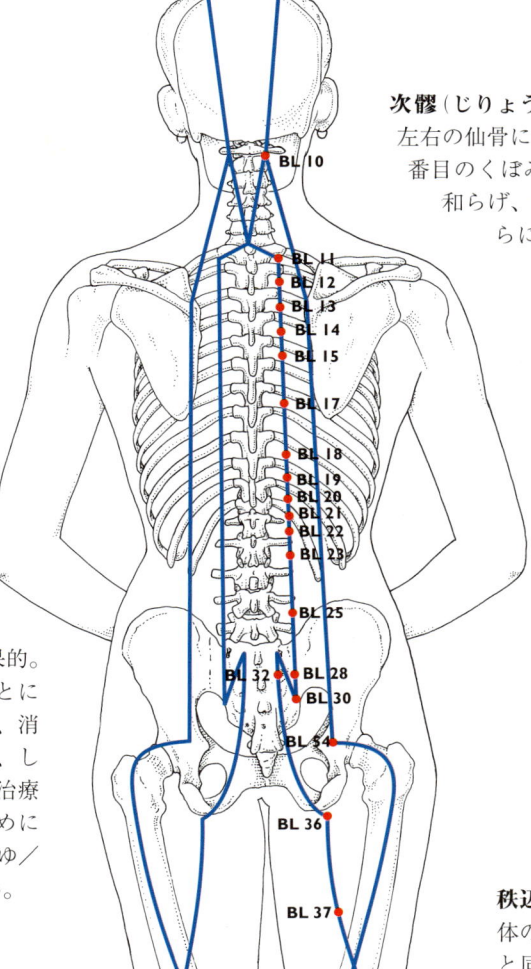

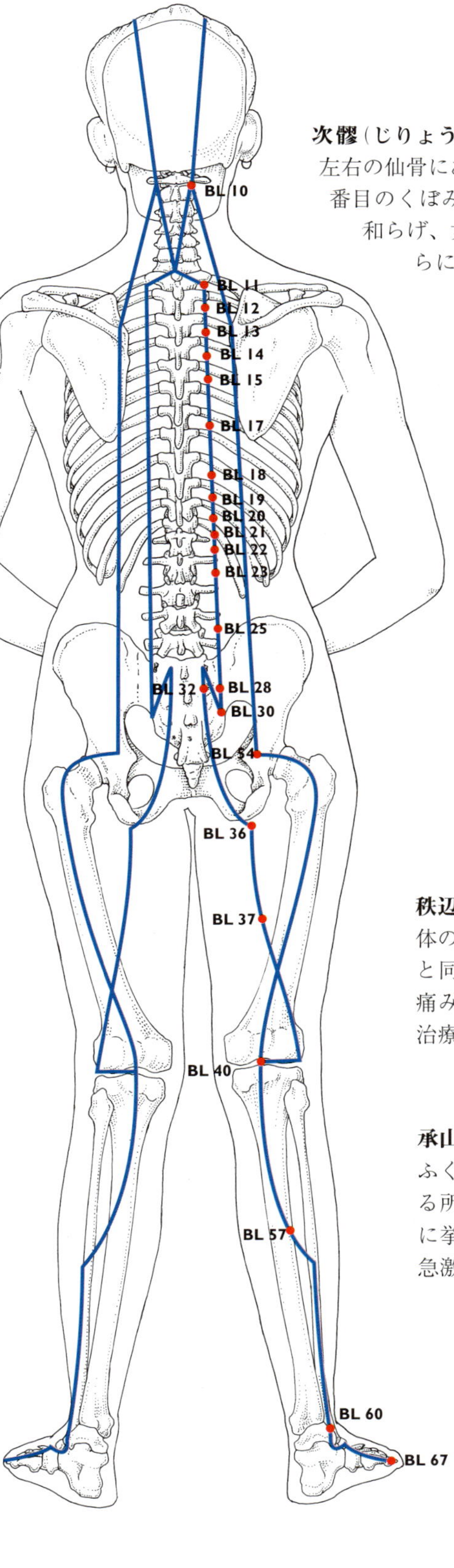

次髎（じりょう／BL 32）
左右の仙骨にある4つのくぼみのうち、上から2番目のくぼみにあるツボ。背中下部の痛みを和らげ、女性の不妊症、過度の膣分泌、さらに子宮脱にも効果的。

承扶（しょうふ／BL 36）
でん部の下のくぼみの中心にあるツボ。坐骨神経の痛みや脚のしびれを和らげるのに効果的。

殷門（いんもん／BL 37）
大腿部の裏側の中心、承扶とヒザの折り筋を結んだ線の中心点にあるツボ。背中下部の痛み、坐骨神経痛、下腿部の麻痺に効果的。

委中（いちゅう／BL 40）
ヒザ関節の裏側の折り筋の中心にあるツボ。急性のけいれんやふくらはぎの筋肉の痛みを治し、腰椎の緊張からくる痛みを抑える。

秩辺（ちつべん／BL 54）
体の正中線より3寸外側、仙骨の下端と同じ高さにあるツボ。背中下部の痛み、坐骨神経痛、かかとの痛みの治療には欠かせない。

承山（しょうざん／BL 57）
ふくらはぎにある2本の筋肉が合わさる所のすぐ下にあるツボ。委中の項に挙げた効果を高め、ふくらはぎの急激な痛みを治す。

崑崙（こんろん／BL 60）
外くるぶしとアキレス腱の間のくぼみにあるツボ。くるぶしの捻挫による痛みやかかとの不調を治し、頭痛、背中下部の痛み、坐骨神経痛を和らげるのに効果的。

任脈（にんみゃく）

　肛門と性器との中間点にある会陰（えいん／**R 1**）から始まり、体の前面を通って、下唇の下部分の中央にある承漿（しょうしょう／**R 24**）で終わる経絡です。
注意：妊娠中は、中極と関元（**R 4**）を刺激しないこと。

　任脈と督脈には、対になる経絡はありません。両方を合わせると、頭から胴体の、体の正中線をグルッと一回りすることになります。

膻中（だんちゅう／**R 17**）
胸骨の上、第4肋骨と第5肋骨の間のスペースと同じ高さにあるツボ。心臓の痛み、胸部の痛み、喘息、そして咳に効果的。鎮静効果もある。

中脘（ちゅうかん／**R 12**）
ヘソから4寸上がった所にあるツボ。胃の痛み、嘔吐、吐き気、お腹に溜まるガスそしてしゃっくりに効果的。

気海（きかい／**R 6**）
ヘソから1.5寸下がった所にあるツボ。全身の気の流れを活発にさせる。内臓の脱出症、「腎」の機能低下、さらにあらゆる場所の気の不足解消にも効果的。

中極（ちゅうきょく／**R 3**）
恥骨より1寸上がった所にあるツボ。尿の停滞、尿漏れ、インポテンス、夢精、月経不順、そして生殖機能の不調に効果的。

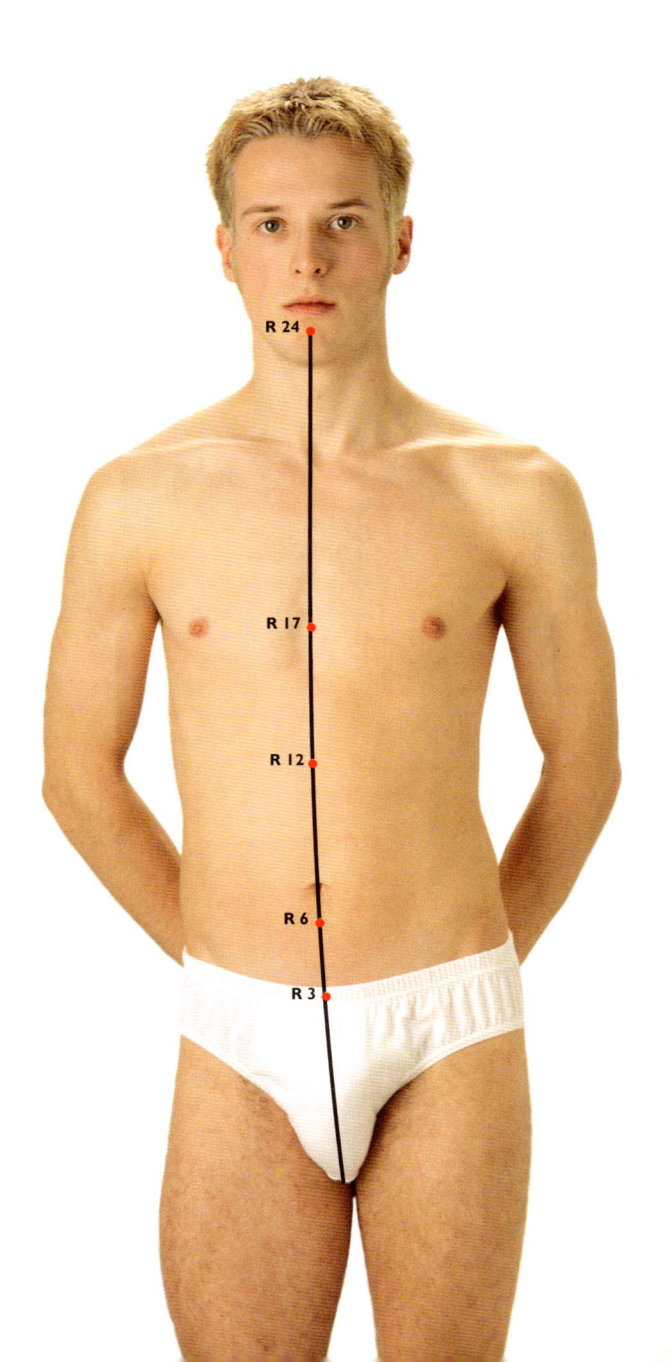

督脈(とくみゃく)　51

督脈(とくみゃく)

　尾骨の先端と肛門の中間点にある長強(ちょうきょう／D 1)から始まり、口の中の歯肉と上唇の交差点にある齦交(ぎんこう／D 28)で終わる経絡です。

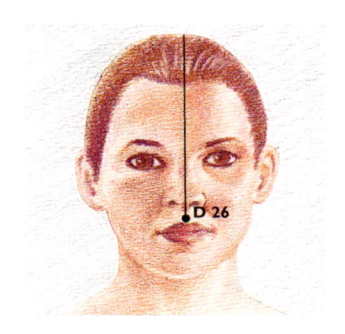

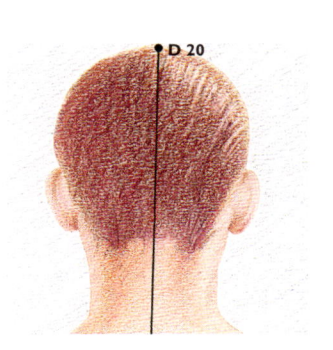

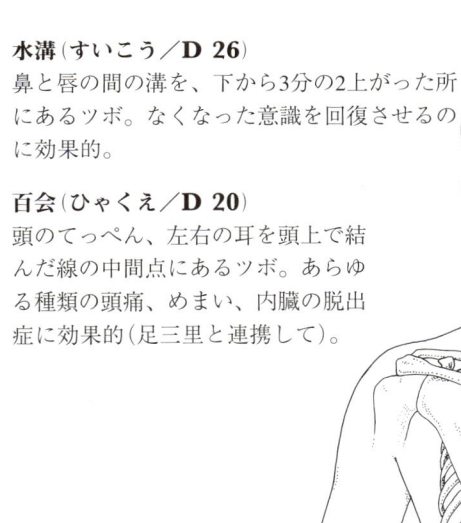

水溝(すいこう／D 26)
鼻と唇の間の溝を、下から3分の2上がった所にあるツボ。なくなった意識を回復させるのに効果的。

百会(ひゃくえ／D 20)
頭のてっぺん、左右の耳を頭上で結んだ線の中間点にあるツボ。あらゆる種類の頭痛、めまい、内臓の脱出症に効果的(足三里と連携して)。

大椎(だいつい／D 14)
第7頸椎と第1胸椎の中間点にあるツボ。6本の陽経がこのツボを通る。喘息、てんかん、さらに精神分裂症にも効果的。

命門(めいもん／D 4)
第2腰椎と第3腰椎の中間点にあるツボ。背中下部の痛みと腰痛に効果的。

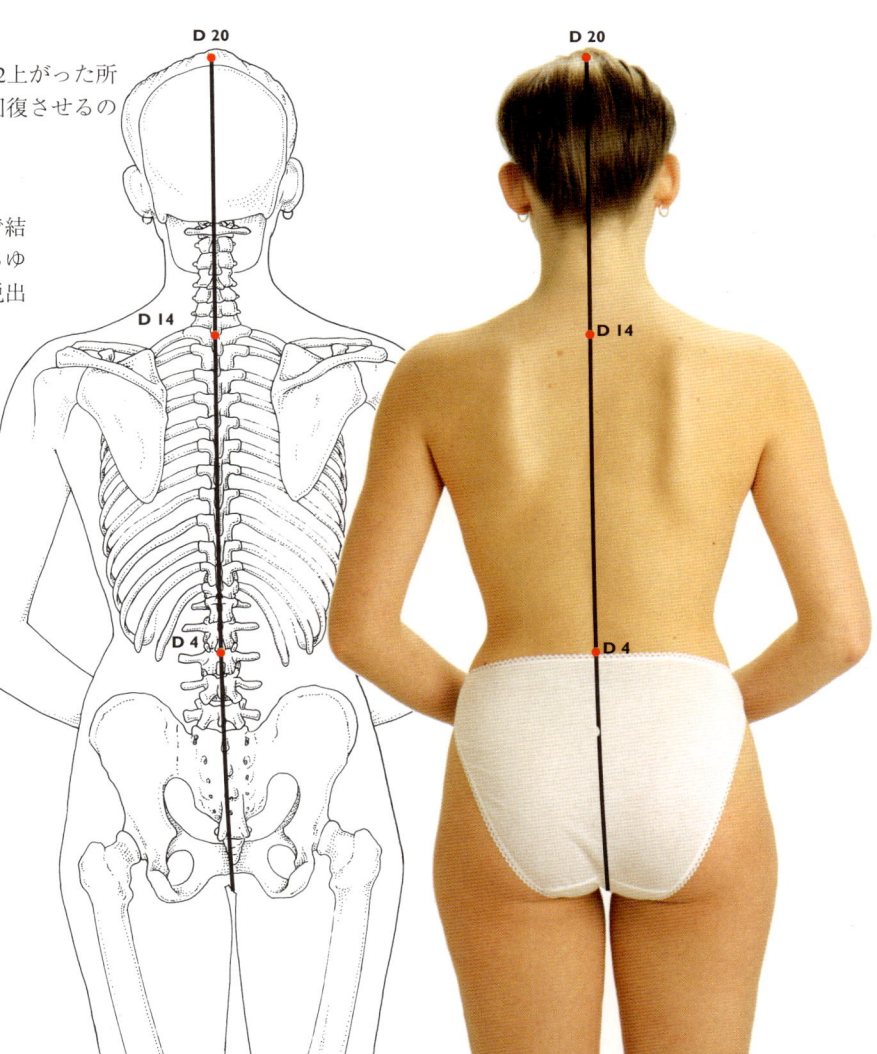

第4章

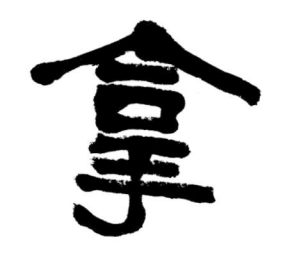

拿

推拿テクニック

　この章では、推拿で使われるテクニックと、その効果をそれぞれ説明していきます。ここで紹介するテクニックは、第5章の全身健康推拿で必要になります。各テクニックを自分のものにするためには、まず写真をよく見ながら解説文を読んでください。それから、実際に自分自身の体、または背もたれが垂直になっているイスに楽に座らせるか硬い台に寝かせたパートナーの体を使って実践してみましょう。推拿はパートナーと交互に練習をし、人にやってあげたときの感触だけでなく、推拿マッサージを受けると実際どのように感じるのかを知ることが大事なのです。パートナーとのこれらの実践練習をとおして、気エネルギーを交換することによって得られる効果をきっと実感できるはずです。これは推拿の重要な要素の1つになります。

　まず54から67ページでは、筋肉とその下にある組織に働きかける「軟組織マッサージ」、68から79ページでは、「ペアマッサージ」のテクニックを解説します。これらのテクニックはいずれも、気の流れをさまざまな方法で刺激し、マッサージを行う側と受ける側とで気のやり取りを可能にさせる手法です。推拿マッサージを始める前に、受術者の体に、禁忌事項に該当する症状がないかを確認してください。禁忌事項については第1章に記載してありますが、特に重要なものを以下に示しておきます。

- 重い心臓病、骨粗しょう症、ガン、特に皮膚ガンおよびリンパ系のガンにかかっている人には推拿を行わないこと。
- 妊婦の背中下部および腹部への直接マッサージは行わないこと。
- 妊娠中は三陰交(**SP 6**)合谷(**LI 4**)を刺激しないこと。
- 炎症を起こした肌、傷などがある肌、湿疹、乾癬、帯状疱疹といった皮膚病にかかっている肌への直接マッサージは行わないこと。

　各テクニックは、拿法、揉法、按法など、手技ごとに紹介してあります。各手技内にもさまざまなバリエーションがあります。例えば、拿法の中には、手のひら全体を使う、指2本を使う、両手を組んで行う方法があるという具合です。各手技の多くは、筋肉をほぐしたり血流やリンパの排出を刺激したりといった、内部組織への特定の効果を持っています。リンパシステムには、病原菌の感染への対処能力を助ける働きがありますが、そのリンパの流れをスムー

軟組織マッサージ
54〜67ページ

　軟組織マッサージのテクニックはすべて、筋肉、靭帯、腱、血管といった内部組織に圧力を与える手技です。この圧力の与え方にはさまざまな種類があります。体に垂直に力を入れる方法、回しながら押す方法、または筋肉を切るような動きをする方法などです。

　実際に体に触れている腕に、あなたの全体重をかけるようにツボを押していきます。ツボにかかる圧力の大きさは、体のどの部分を使って押すか、どのくらいの体重をかけるかによって自由自在に変えられます。このことを体感するためには、背中がまっすぐに伸ばせるイスに座り、まず手のひら全体で自分の大腿部を押してみましょう。そして次に、大腿部にかけている体重はそのままにして手を動かし、親指だけで押してみるのです。親指だけだとより狭い部分を押すことになり、そこにかかる圧力に大きくなります。さらに圧力をかける場所はそのままに、前後に体を揺らしたり、親指ではなく手根で押したりしてみると、圧力の大きさがさまざまに変化することが分かるはずです。

　とにかくまずは小さな圧力から始め、徐々に圧力を大きくしていって、最後は圧力が均等に少しずつ小さくなるようにするのです。片手で行う手技の場合は、自分の利き手を使いましょう。体の片側だけで説明してある手技もありますが、それを体の逆側で行う場合は、文中の左右を入れ替えて行ってください。

　これから始まる手技の解説中の「あなた」とはマッサージを行う側の人のこと、「パートナー」とはマッサージを受ける側の人のことを表しています。

ズに保つためには、筋肉を動かすことが必要です。気のつまりを解消し、流れを刺激し、そして純化するといった、鍼治療と同様の効果を各ツボに与えることができる手技もあります。各テクニックの最重要効果については、手技ごとに明記しておきました。

　どんな種類のマッサージ治療でも、最初に緊張して凝り固まった筋肉をさすると痛いものですが、繰り返し集中的にマッサージすることによって、緊張が解け痛みもなくなってきます。推拿治療におけるツボ刺激はたいてい痛みを伴いますが、その痛みこそ、正しいツボの位置を施術できている証しです。「もむ」という手技も、初めは不快に感じるかもしれません。受術者には、このことと、推拿の施術は気の流れや関節の機能に働きかけるために、体に強い力を掛けることを知らせておく必要があります。

　どの手技も、最初はごくごく軽い圧力から始め、徐々に力を強めていきましょう。施術中は常にパートナーに話しかけ、その反応に従って施術を進めていきます。痛みを感じた場合は、それが「心地よい痛み」なのか、「やめた方がいい痛み」なのかを判断します。何か問題があれば、すぐに力を弱めたりもっと優しいやり方に変えたりして対応してください。

按法：押す

　按法は、あらゆる推拿手技の基本となるテクニックです。熟練したマッサージ師は、手掌（手のひら）や手根（手のひらの手首に近い部分）、肘、拇指（親指）、そして足などを使い分けて、治療する部分それぞれに適切な圧力を与えます。この按法を行う場合は、パートナーの反応に従いながら、徐々に圧力を強めて押していくようにしてください。

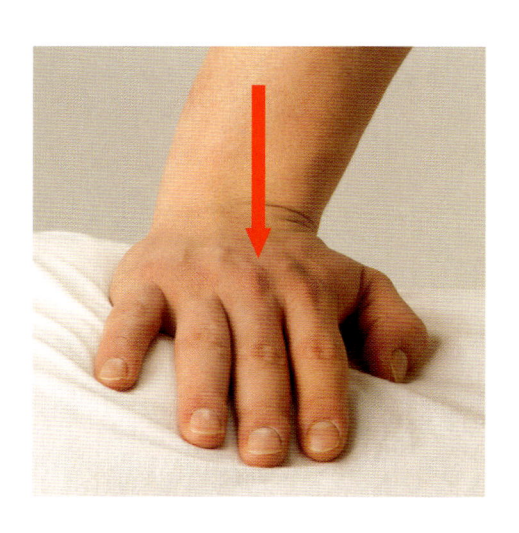

片方の手のひらで押す

按法の中でも簡単なのは、片方の手のひらだけを使い、指をそろえてパートナーの体の上に乗せるテクニックです。置いた手にあなたの体重を、最初は優しく、徐々にしっかりと乗せていきます。さらに手根を使って押す部分の面積を小さくし、力がそこに集中してかかるようにして、より大きな圧力を与えましょう。この手技は、でん部や大腿部など、筋肉が分厚い部位の治療に適しています。

両方の手のひらで押す

左右両方の手を使い、近接した場所あるいは離れた場所に、同時に圧力を与える手技です。例えば頭の両側を押す場合のように、両手を逆の方向に押して治療する場合もあります。

両方の手のひらを重ねて押す

パートナーの体に置いた手の上に、空いている方の手のひらと指を重ねて押す手技です。このやり方なら、より正確に力加減をコントロールしながら、さらに大きな圧力を与えることができます。

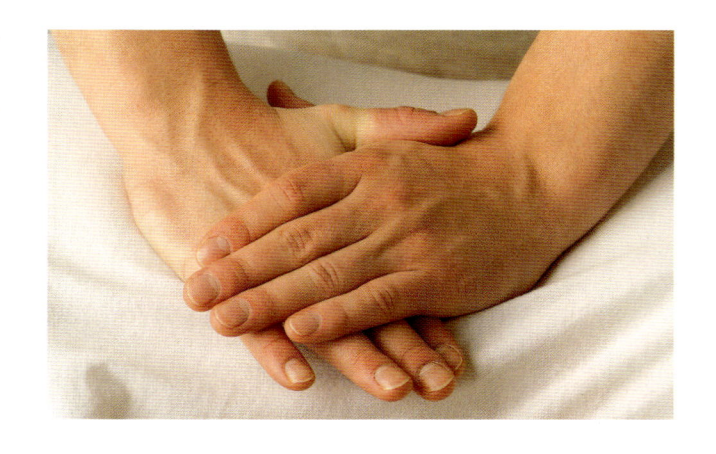

按法(あんぽう)　　55

親指で押す

親指を使う方法は、力を最も効果的に与えることができるテクニックです。親指で大きな圧力をかけ続けるのがつらい場合は、肘の先端を使ってみましょう。圧力をさらに強めたい場合は、施術を行っている親指の上にもう片方の親指を重ねて押してください。

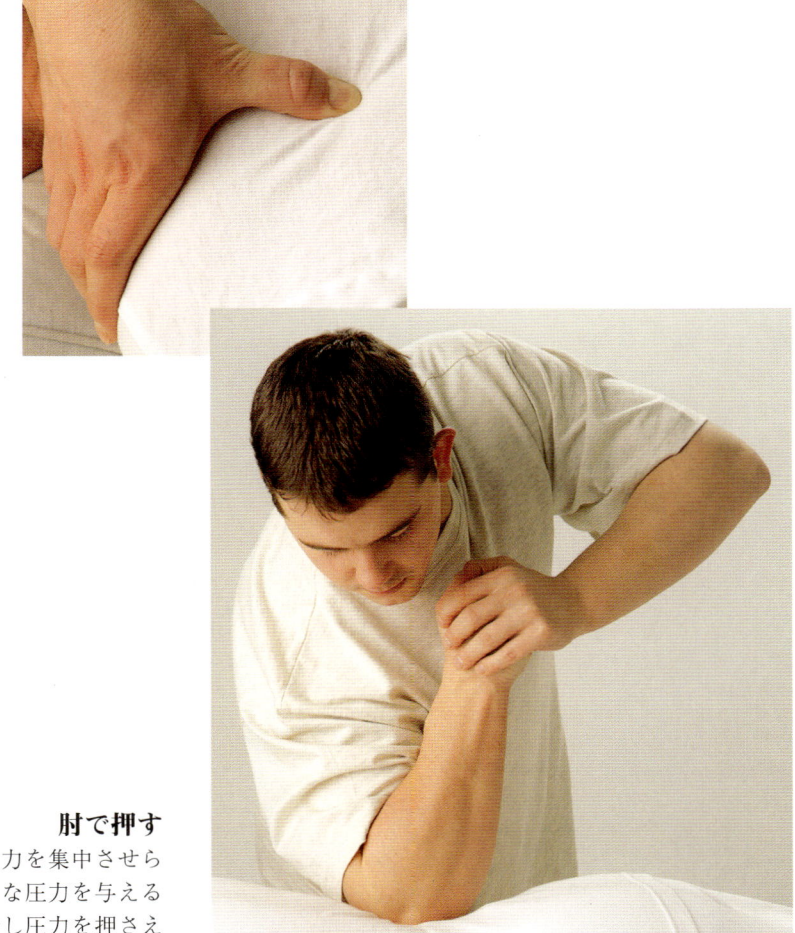

肘で押す

肘を使うと治療点に力を集中させられるので、より大きな圧力を与えることができます。少し圧力を押さえたい場合は、前腕上部を使ってみましょう。

按法の効用
- 皮膚の感覚器官を刺激する
- 内部組織の気の流れを助ける
- リンパの流れを刺激する
- 親指や肘を使った按法には、特定のツボへの鍼治療に似た効果がある
- あなたとパートナーの気の交換を刺激する
- 痛みを和らげる

拿法：つまむ

　推拿の「拿」は中国語で、つまむ、はさむ、つかむ、引っ張るといった意味があります。拿法は、組織にそれぞれ反対の方向から圧力を加えるテクニックです。つまむ動作のたびに、マッサージを受けている部分が少し引っ張られたり持ち上げられたりします。大きな圧力を加えるテクニック全般に言えることですが、拿法も最初は軽く、徐々に強くつまむことを心がけてください。

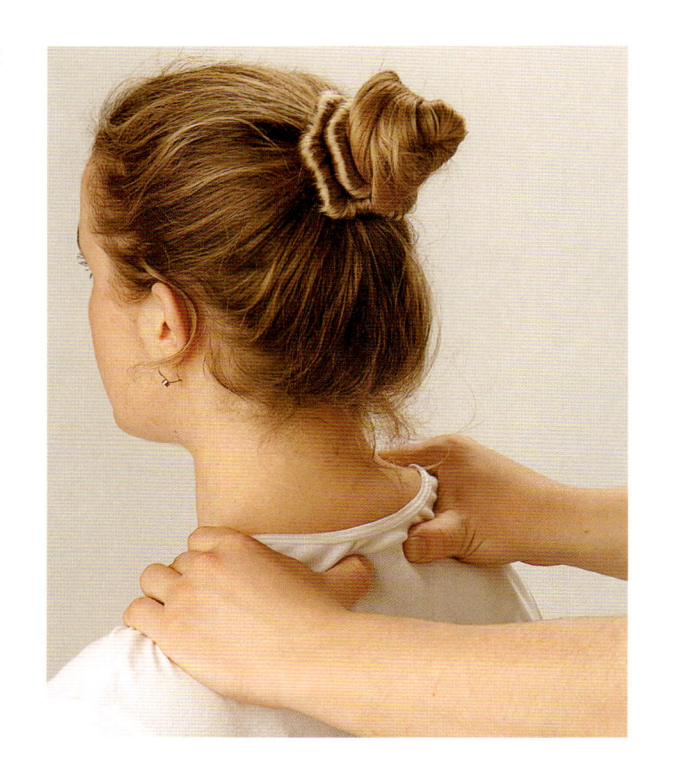

手全体でつまむ

親指以外の4本の指を手根の方に押し、患部に双方向の圧力がかかるようにする手技です。この方法は、親指とそれ以外の指だけでつまむ方法よりも広い範囲を、強くそして均一にマッサージすることができます。さらに広範囲をカバーするためには、左右の手を同時に使いましょう。

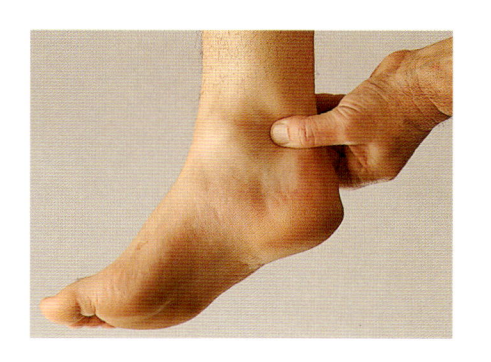

親指とそれ以外の指でつまむ

拿法の中でも簡単なのは、親指と人差し指と中指、または親指と中指でつまむテクニックですが、4本の指すべてを使うと親指に対してより大きな力を加えることができます。この方法なら特定のツボに、非常に強い圧力を集中的に与えることができるのです。

両手を組んでつまむ

まず片手を、治療すべき左右どちらかの腕の付け根に置き、もう片方の指を上から組みます。その状態で、両方の手根を使って双方向に圧力を与えるようにつまむのです。

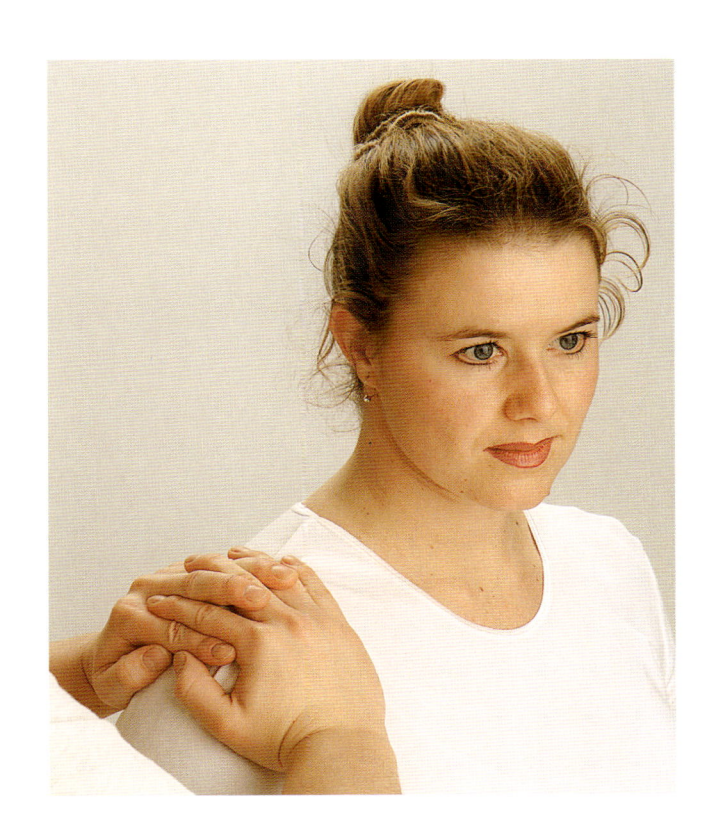

拿法の効用
- 血流を刺激する
- リンパの流れを刺激する
- 気の流れに強く働きかける
- 隣接している筋肉をほぐす
- 筋肉の周りにある、結合組織性鞘に影響を与える

揉法：もむ
じゅうほう

　揉法は、按法に動きを加えたテクニックです。次に紹介する擦法とは違い、パートナーの皮膚に置いた手（もしくは肘）の位置をずらしてはいけません。揉法は前後、または円を描く動きを伴いますが、あくまでも皮膚の動く範囲内で行います。熟練のマッサージ師なら、動かす方向や加える力などを微妙に調整して、さまざまな圧力を与えることができるでしょう。顔に揉法を行うとき、中国では母指球（親指の腹／別名「魚の腹」）を使います。揉法は患部に、軽くて気持ちのいい圧力を与えることも、逆にとても強い刺激を与えることもできるのです。内部組織に圧力を与えながら皮膚を動かすことによって、マッサージ効果が得られるというわけです。

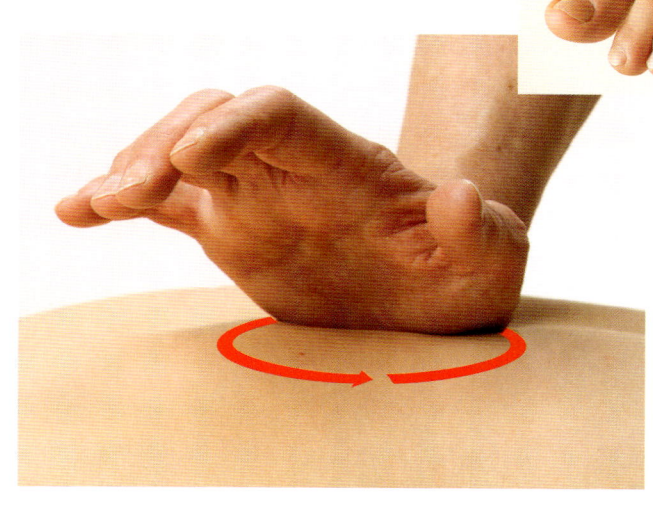

親指でもむ
写真では、親指を、円を描くように回すことによって鋭い圧力を与えています。このとき他の指は、親指の動きを支えています。親指を使うと、ツボや凝り固まった軟組織のある位置を、特に集中的に刺激することができるのです。

母指球でもむ
親指の腹部分にあたる母指球を使うテクニックです。手根を使うより優しいもみ方ができ、親指を使うよりも力の集中度合いが減ります。

手根でもむ
手のひらの付け根部分を使って、前後に揺らしたり円を描くように回したりするテクニックです。親指でもむ方法よりも広範囲をマッサージすることができますが、かかる圧力は小さくなります。

揉法の効用
- 筋肉群の緊張をほぐす
- 「血」の流れを導く
- リンパの流出を刺激し、毒素を排出しやすくする
- リラックス効果を導く
- 気をバランスよく受け取るために、組織を良好な状態にする

揉法（じゅうほう）

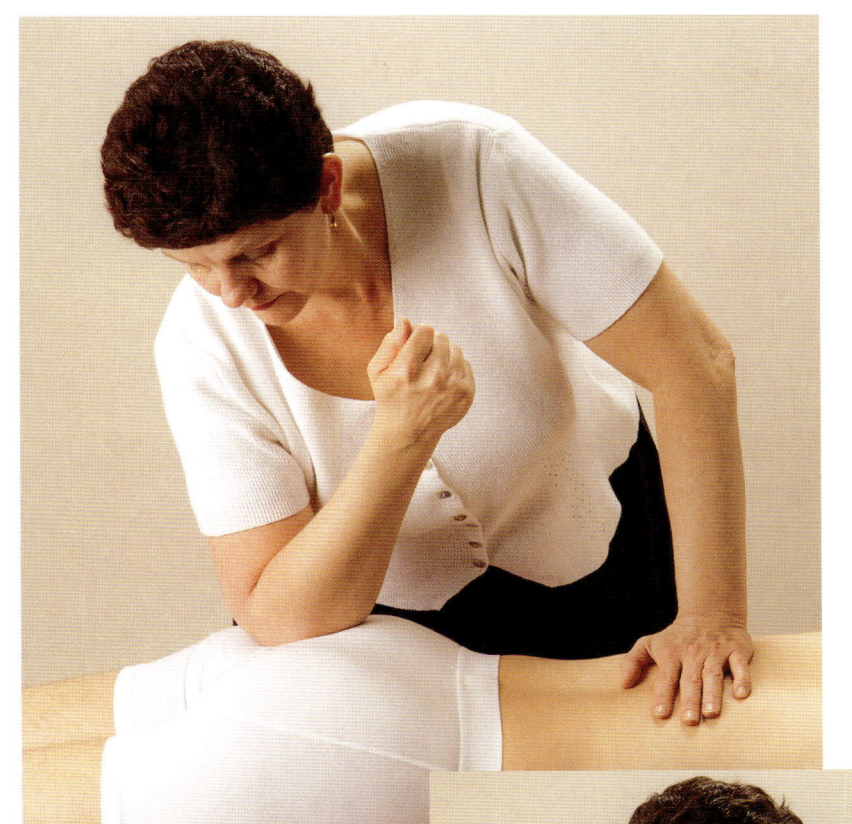

肘でもむ

肘で押す（55ページを参照）テクニックに、前後、もしくは円を描く動きを加えたものです。体重を乗せすぎると、思いのほか大きな圧力がかかってしまうので、徐々に圧力をかけるよう心がけてください。肘の先端を使って全体重をかけてもいいのは通常、でん部にある環跳（**GB 30**）だけですが、パートナーがあなたよりも屈強な場合は肩井（**GB 21**）にも行って構いません。

前腕でもむ

もっと優しく圧力を与えたいときは、肘の先端ではなく、前腕の上部3分の1の部分を使いましょう。座って、手と手首の力を抜いて行うこともできます。肘を使った揉法と前腕を使った揉法はどちらも、でん部と大腿部のマッサージに向いています。

擦法：摩擦する

中国人は擦法のことを、押す、こする、切る、押す、引っ張るなどと説明します。擦法とは、皮膚の表面で手を動かすことによって摩擦熱を起こす動作全般を指すテクニックなのです。優しく前後に動かすやり方から勢いよくゴシゴシこする動きまで、さまざまなバリエーションがあります。擦法で使われる動きも直線上または円上ですが、揉法よりも広範囲をマッサージするのが特徴です。

手のひらで摩擦する

体の上で手のひらを、円を描くように、または前後に、1分間に100回動かします。圧力は小さいのですが、このこすり方には高いリラックス効果があり、皮膚の血液循環も刺激されます。手の腹や親指を使えば、もう少し力強いマッサージになります。それでも痛みを感じるほどではありません。

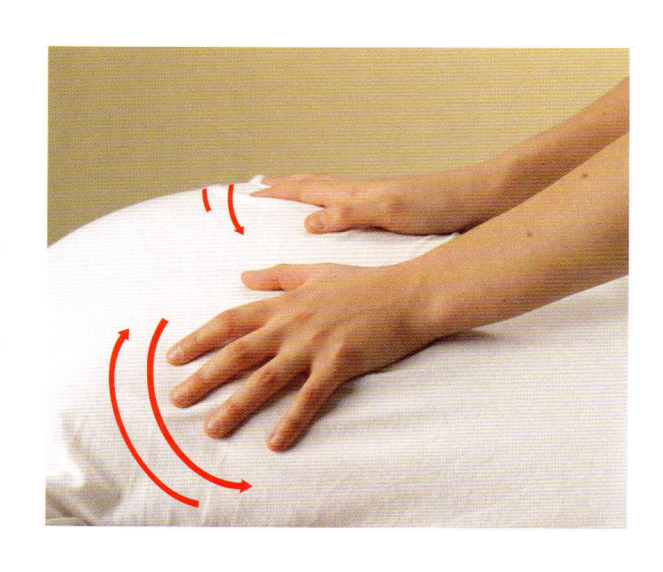

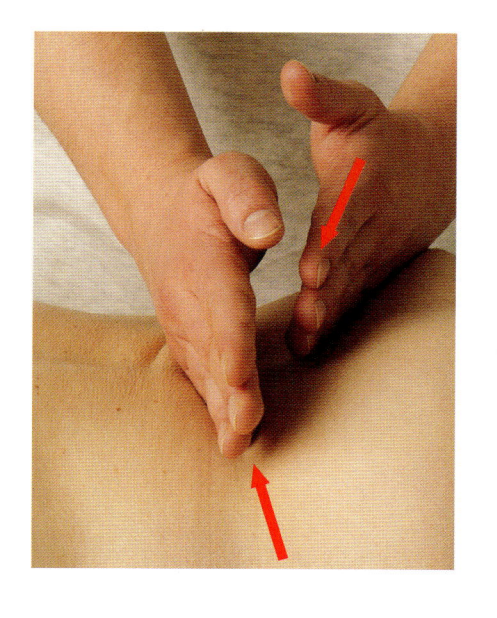

側擦法

手の側面を使って摩擦する方法です。肌を直接こするので、皮膚に負担を与えないようにマッサージオイルを少量塗って行いましょう。経絡に沿って行うときは、ノコギリを素早くひくように、手を大きくはっきりと動かします。腰椎部分に行う場合は、逆に小さく、さらに早く手を動かすと、その発熱効果で気の流れが刺激されます。

両手で側擦法

今度は両手をノコギリのようにして、それぞれ反対方向に動かします。背中下部の仙骨エリアにこのマッサージを行うと、パートナーに、脚の膀胱経に沿って足の先まで温かくなったと感じさせることもできます。

擦法（さっぽう）　61

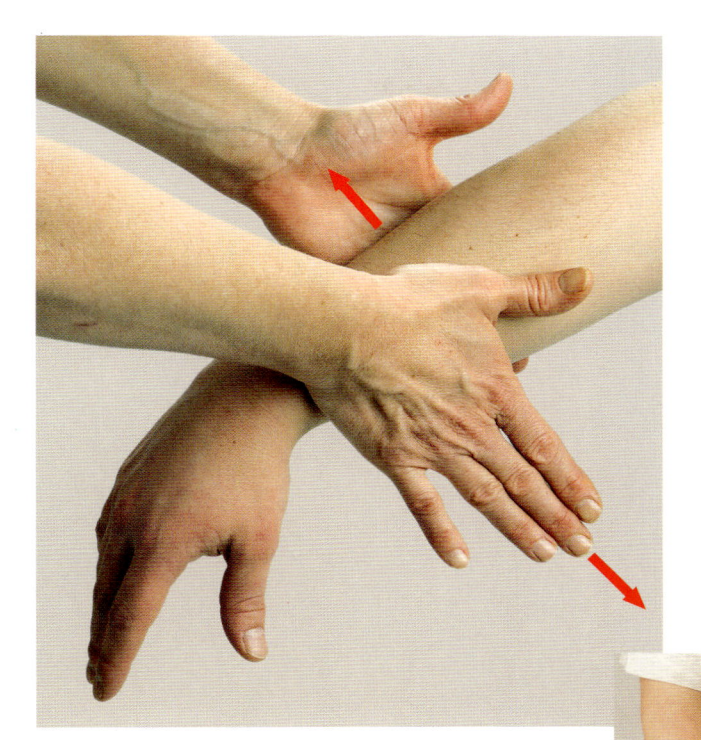

両方の手のひらで反対方向に摩擦する

腕や脚、指、親指、肩を両手ではさみ、力強くこする手技です。いずれも四肢の付け根から始め、徐々に先端部分に下ろしていきます。

前腕上部で摩擦する

左右の前腕部を、それぞれ反対方向に同時にこするテクニックです。脊椎骨の中間点から両端に向かって動かし、それからまた中間点に戻します。両端へと腕を離していくときは押しながら動かすと、軽いストレッチ効果にもなります。

擦法の効用
- 体を温かくして、循環機能を刺激する
- 上皮組織の気の流れを促進する

推法（すいほう）：強くなでる

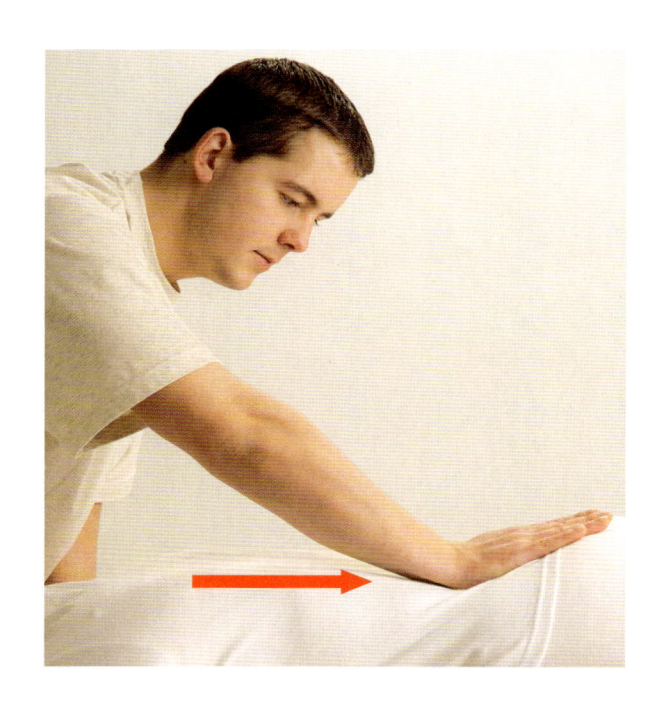

推法は擦法と似ていますが、手を動かす方向は1方向だけです。力強く激しいやり方もあります。

手のひらでなでる
1方向に長く手を動かす方法で、なでるというより皮膚を強く押すような感じです。この手技は推拿の「推」に当たります。エネルギーを移動していくような感じで、経絡に沿って手を動かしていきます。推法は普通、体の中心から周縁部に向かって行います。

親指でなでる
左右の親指を使い、体の正中線から外側に向かって強めになでます。

推法の効用
- 上皮組織に気をめぐらす
- リンパの流れを刺激する
- リラックス感を引き起こす

振法（しんぽう）：振動を与える

手を小刻みに揺らすことで組織に振動を与え、あなたとパートナーとの間の気の交換を促すテクニックです。

あなたの手のひらをパートナーの体に平らに乗せ、指の力は抜いたまま前腕の筋肉に力を入れると、手が小刻みに動きます。このテクニックは、主に腹部の治療に使います。

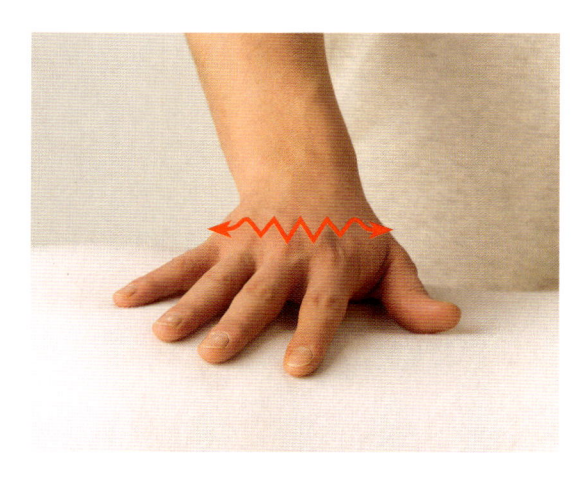

振法の効用
- あなたからパートナーへの気の移動を刺激する

一指禅推法：親指の屈伸

親指を使って、ツボに鋭い圧力を与えることができる手技です。

始める前に、親指の爪がきちんと切れているかを確認し、まず治療すべき場所に親指の指紋の部分をつけます。次に、前腕を小さく前後に動かすようにして手を親指の上部で揺らし第1関節で折り曲げます。押す場所がずれないように注意しながら親指の関節を折り曲げたりまっすぐに戻したりを素早く繰り返す、この一連の動作によってマッサージ効果が生まれるのです。

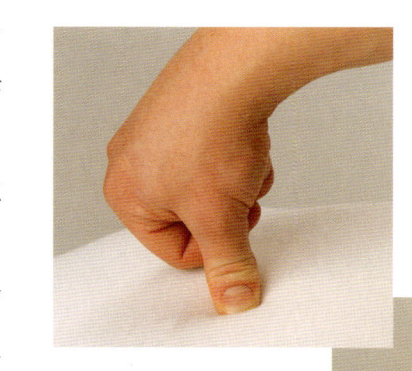

一指禅推法の効用
- 気のバランスに対して、鍼治療と同様の効果を与える

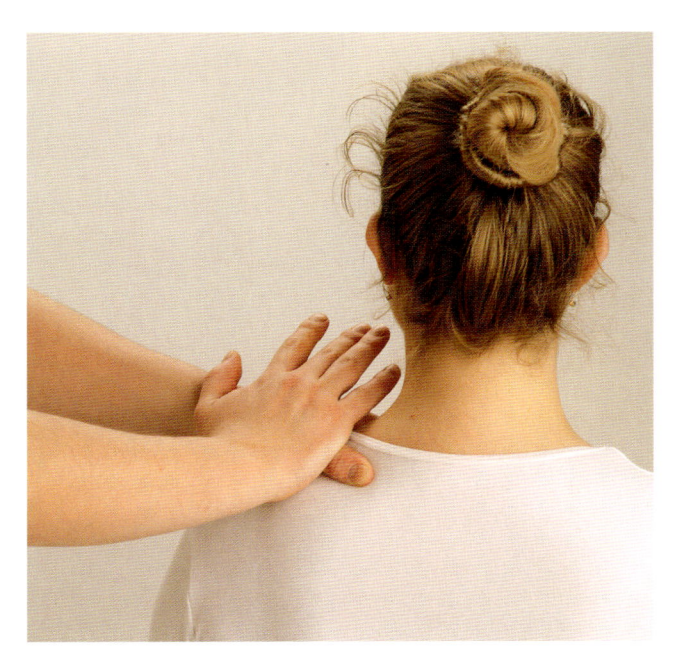

断筋法：筋肉をほぐす

筋肉や筋肉群を垂直方向に強く慎重に押し出し、引っ張って切るようなテクニックです。

治療すべき筋肉と平行になるように、親指の指紋の部分を肌につけます。もう一方の手の手根を親指に乗せ、前後に動かして筋肉を引っ張りながらもみます。弦をはじくようにするこのテクニックは、凝り固まった筋肉の治療には最適ですが、最初は鋭い痛みを伴うこともあります。

断筋法の効用
- 筋肉をリラックスさせる
- 気の流れを促進する
- 慢性的な痛みを取り除く

滾法：転がす

滾法は、ごく最近、今世紀に入ってから行われるようになったテクニックですが、推拿では非常に効果的で重要な手技の1つです。読んで理解するのは難しい技なので、本場中国のやり方を修正したテクニックも紹介しておきます。こちらならもう少し楽に習得することができるはずです。これはボディーハーモニクス・ロールと言い、著者が設立したセラピーセンターの名前から名づけたものです。

注意：滾法は、顔には行わないこと。

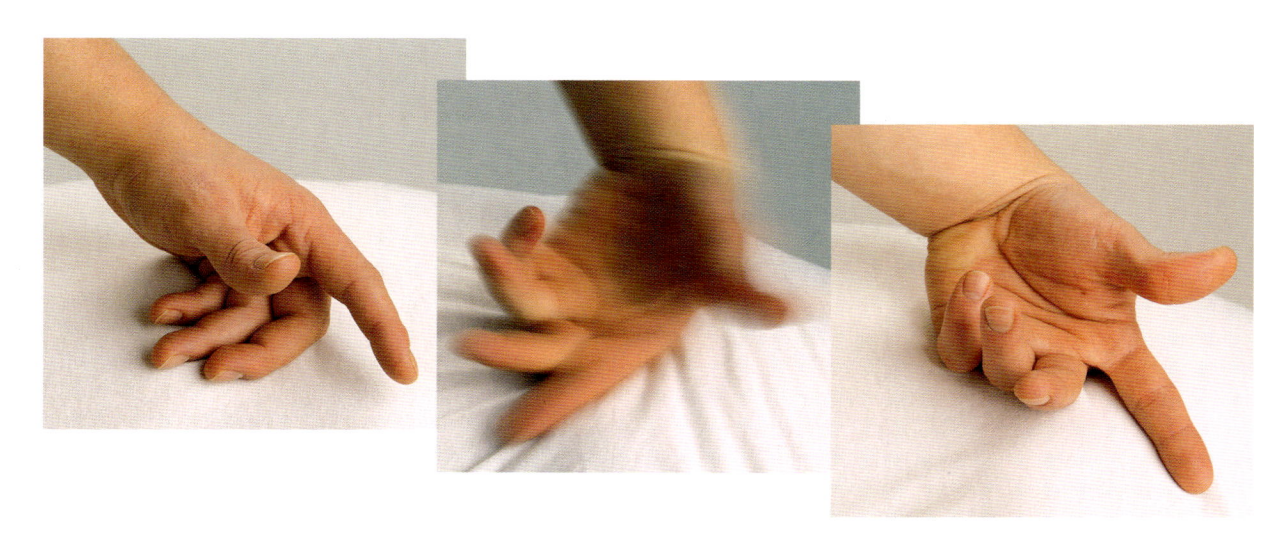

中国式の滾法

中国式では、手の甲を体の上で転がして行います。手の甲の小指側の側面をしっかりとパートナーの体に押し付け、上の一番左の写真のように、指は少し開いて力を抜いておきます。手首は楽にしたまま、前腕を前に倒し、手が自然に後ろにはじけるようにします。転がしたとき手はパートナーの体の上で開き、今度は中手骨部分と指の付け根の骨が体と接触しています（上中央の写真を参照）。手は絶えずパートナーの体に触れた状態で、スムーズに動かさなくてはなりません。転がしたあとに、手がはじけて体から離れてしまわないように気をつけてください。手の位置を元に戻すときもスムーズに、卵を持っていると想像して手に力を入れないように注意しましょう（上の一番右の写真を参照）。

この一連の動きを1秒で行うことを目標にしてください。それ以上遅くなると、あまり効果がなくなってしまいます。熟練者は、手を滑車の軸のように動かして、1分間に130回も転がすことができるのです。

滾法(こんぽう) 65

片手ボディーハーモニクス・ロール

ボディーハーモニクス・ロールは中国式の滾法よりも簡単です。親指の力は抜き、それ以外の指は楽に丸めてパートナーの体に置きます。このとき指の第1関節と爪の部分が治療する部分に触れるようにしてください(右の写真を参照)。その状態から、指の付け根の骨ができるだけ遠くに着くように手を前に転がします(右下の写真を参照)。最後は前腕を引き上げ、手を元の位置に戻します。

この手技は、前腕をピストンのように動かして、単純な前後運動を行うものです。手が前に転がって指が体から離れたときも、最初と同じ圧力が掛かるように注意しましょう。手で肌をこすったり、手を肌から離したりしないように。

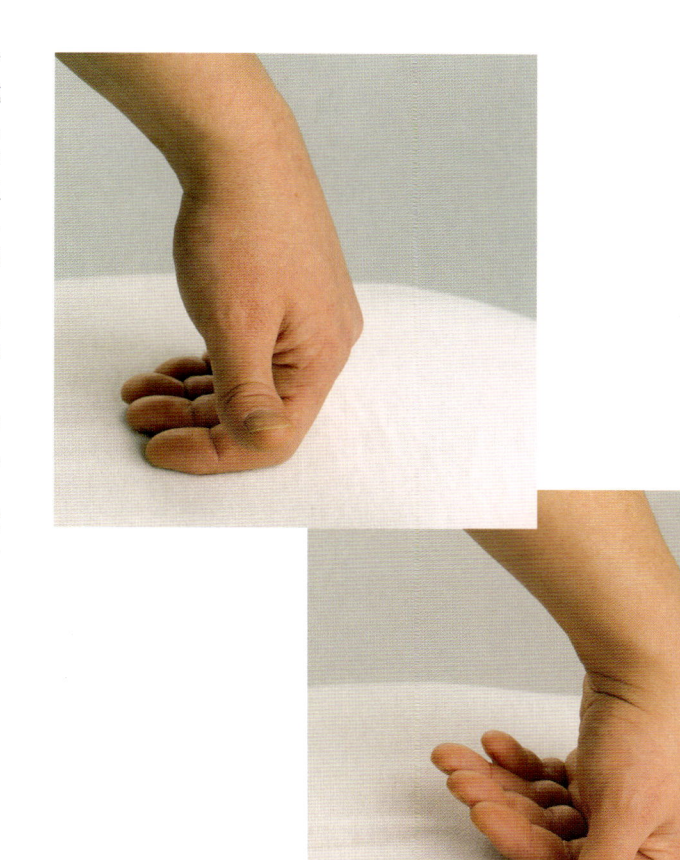

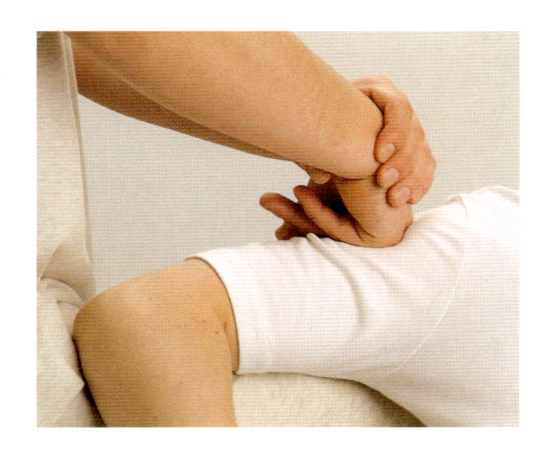

両手ボディーハーモニクス・ロール

転がす方の手の手首に、もう片方の手を添えて加える力を増やし、転がす動きを助けます。

滾法の効果
- 気の流れを活発にする
- 筋肉や腱を伸ばす
- リラックス状態を導く
- 気のバランスを取る手助けをする

叩打法
<small>こうだほう</small>

　叩打法は、患部にほんの一瞬、圧力を与える行為です。圧力の大きさは、叩く強さと叩く場所によって異なります。叩打法はもっぱら、でん部や腰椎部分、そして肩の僧帽筋など、筋肉が分厚く重なっている部位を刺激するのに使います。

こぶしで叩く（捶法）
<small>すいほう</small>

軽く握りこぶしを作ります。そのこぶしの側面部分を左右交互に動かし、パートナーの体をトントンと素早く叩きます。

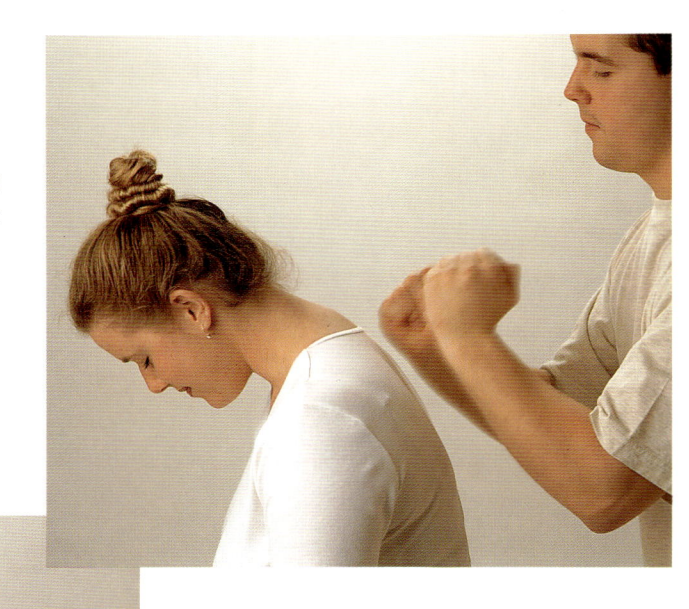

手の側面で叩く（側掌撃法）
<small>そくしょうげきほう</small>

両方の手のひらを合わせ、指は開いておきます。手の側面を使い、斧を振り下ろすように小指で集中的にパートナーの体を叩きます。

叩打法（こうだほう）　67

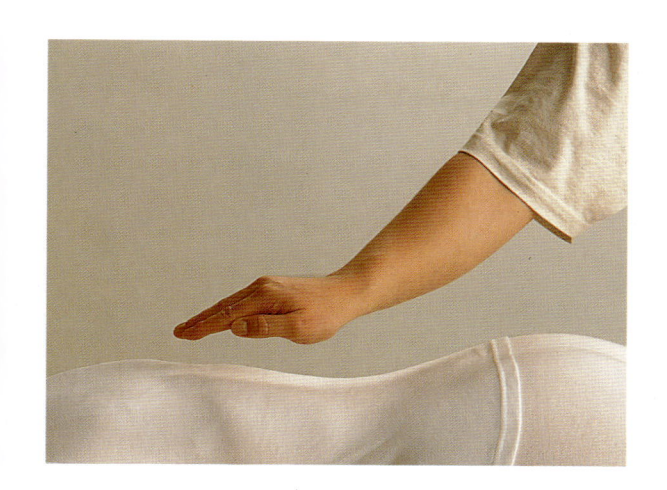

拍法
はくほう

指をしっかりくっつけて、手でカップのような形を作ります。その状態で前腕を、肘から軽く落とすような感じにして、患部を叩きます。手のカップとパートナーの体の間に空気のクッションができるので、加わる圧力は少し弱まります。背中にこのテクニックを行う場合、仙骨部分は横向きに、背骨部分は脊椎骨に沿うように叩いてください。でん部や大腿部など筋肉が多い平らな部分のマッサージの最後に行うととても効果的です。

両手のカップで叩く

両手をカップの形にして合わせることによって、その中の空気がクッションの役割を果たします。指の付け根の骨が当たるときにソフトな音が出るため、音による治癒効果も加わります。これは、頭の治療に使われるテクニックです。

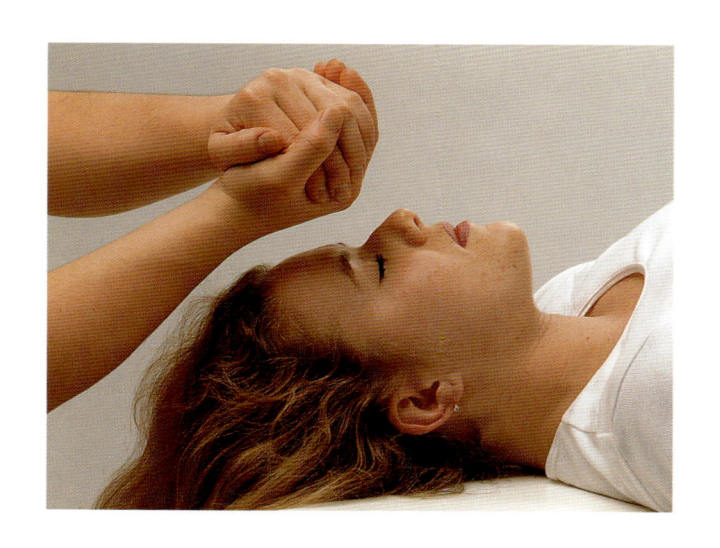

叩打法の効用
- 筋肉のリラックス状態を導く
- 靭帯や軟骨組織の動きを滑らかにする
- 「血」とリンパの循環機能を刺激する
- 気の流れを促進する

ペアマッサージ
68～79ページ

　これから紹介するテクニックは、疲労による関節の痛みを治すために行う治療法です。深刻な関節痛を患っている場合は、必ず熟練したマッサージ師または医師の診察を受けてください。

　ペアマッサージ始める前に、まず治療したい患部の周りの軟組織マッサージを行っておきましょう。そうすることによって、気と「血」の流れが刺激され、筋肉、腱、靭帯がリラックスするので、関節への施術も無理なく楽に行えるようになるからです。例えばヒザを治療したいときは、第5章の全身健康推拿に紹介してある股関節、脚、そして足の軟組織マッサージを最初に行ってください。

　施術を行う際には、治療する関節の可動範囲をしっかりと頭に入れておきましょう。肘とヒザはちょうつがい関節であり、若干は横方向にも動きますが、基本的に1方向に折りたたむ動きのみです。回すことができる関節は、両肩、両腰、そして首の5ヶ所だけ、その中でも完全に1周ぐるりと回すことができるのは、肩関節だけになります。手首と足首は、滑走関節です。

　関節の不調を見極めるには、まずパートナーに、関節を動かせるところまで動かしてもらい、その際どこが硬くてどこが痛むのかを聞くことです。施術はゆっくり優しく行っていき、通常なら動くはずのところに抵抗を感じたら、そこで動かすのをやめます。

　各施術の効用については、テクニックごとに箇条書きにしておきました。ペアマッサージ全般に当てはまる効用は、関節包とそれを囲む筋肉の痛みやコリを和らげることです。筋肉が収縮して硬くなった状態は、その筋肉が緊張している証拠なので、ペアマッサージでその緊張を和らげてあげれば、筋肉も伸びて弾力性も回復するのです。

抖法（とうほう）：四肢を揺らす

腕と脚の治療に使うテクニックです。
まずは四肢全体の軟組織マッサージで、
筋肉を緩めておきます。
腕は片方ずつ揺らしますが、
脚は両方同時に揺らしても構いません。

抖法の効用
- 関節の周りを取り囲んでいる筋肉を伸ばす
- 関節部分の血流を刺激する
- 各組織への気の分配を促す
- 気のつまりを解消する
- 主要な筋肉を調整する

腕の場合
- 肘の関節包組織を刺激する

両脚同時の場合
- 腰椎の椎間板ヘルニアと坐骨神経痛の治療を助ける
- 脊椎間の圧迫を取り除く手助けをする

片脚の場合
- 股関節への治療

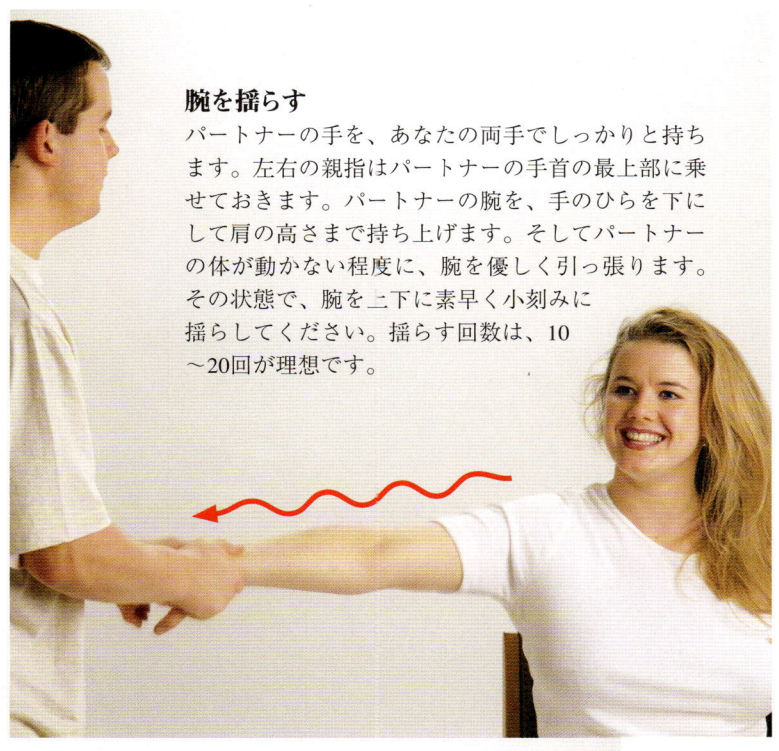

抖法（とうほう）　　69

腕を揺らす

パートナーの手を、あなたの両手でしっかりと持ちます。左右の親指はパートナーの手首の最上部に乗せておきます。パートナーの腕を、手のひらを下にして肩の高さまで持ち上げます。そしてパートナーの体が動かない程度に、腕を優しく引っ張ります。その状態で、腕を上下に素早く小刻みに揺らしてください。揺らす回数は、10〜20回が理想です。

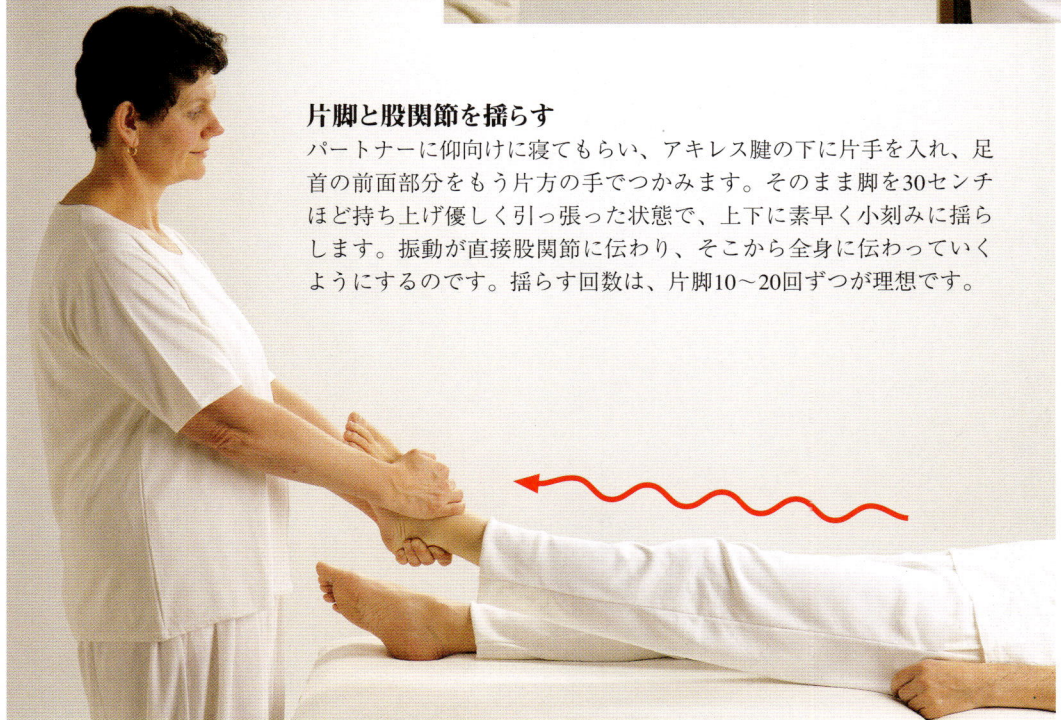

片脚と股関節を揺らす

パートナーに仰向けに寝てもらい、アキレス腱の下に片手を入れ、足首の前面部分をもう片方の手でつかみます。そのまま脚を30センチほど持ち上げ優しく引っ張った状態で、上下に素早く小刻みに揺らします。振動が直接股関節に伝わり、そこから全身に伝わっていくようにするのです。揺らす回数は、片脚10〜20回ずつが理想です。

両脚と背中を揺らす

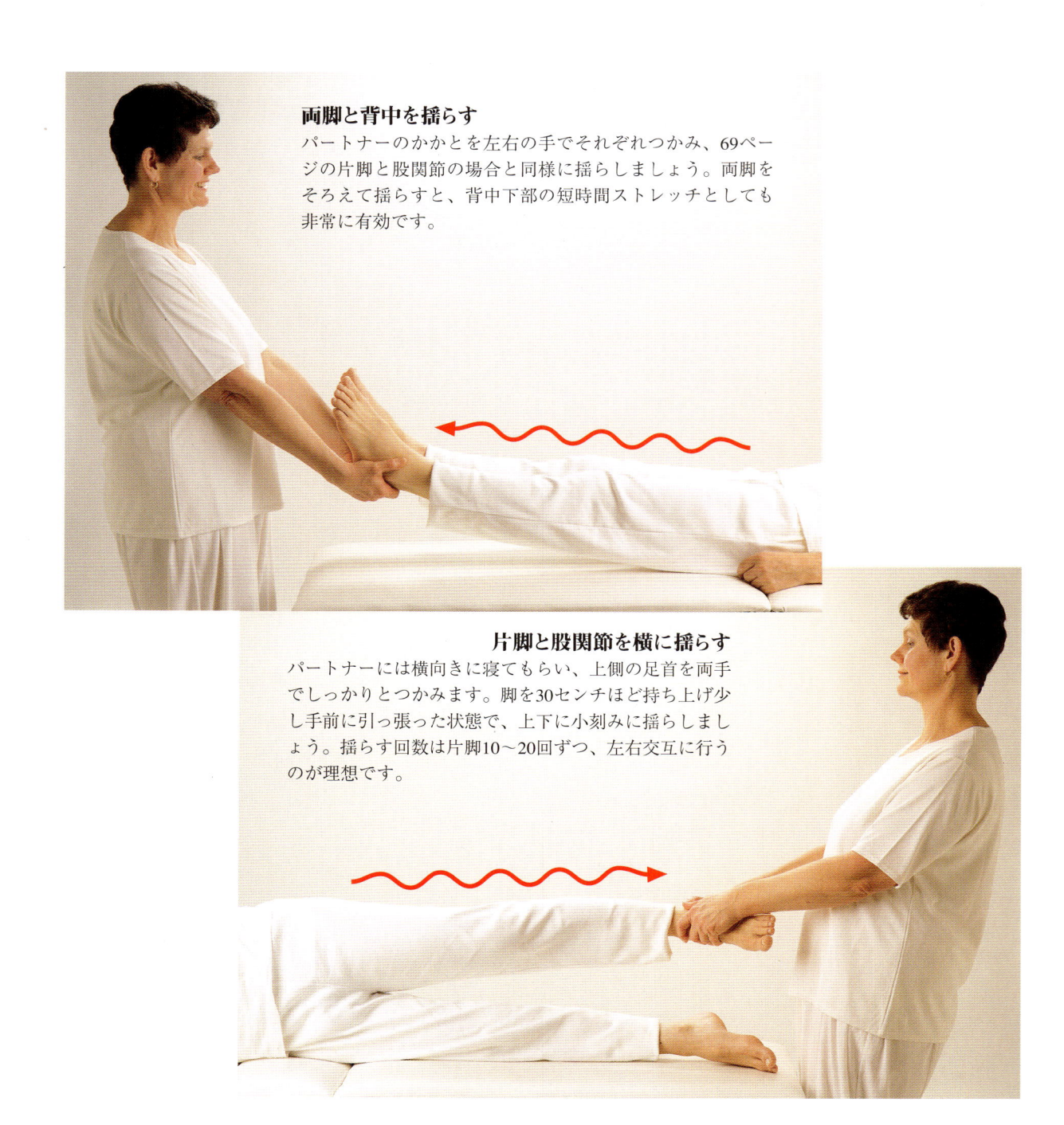

パートナーのかかとを左右の手でそれぞれつかみ、69ページの片脚と股関節の場合と同様に揺らしましょう。両脚をそろえて揺らすと、背中下部の短時間ストレッチとしても非常に有効です。

片脚と股関節を横に揺らす

パートナーには横向きに寝てもらい、上側の足首を両手でしっかりとつかみます。脚を30センチほど持ち上げ少し手前に引っ張った状態で、上下に小刻みに揺らしましょう。揺らす回数は片脚10〜20回ずつ、左右交互に行うのが理想です。

屈伸

　肘とヒザのちょうつがい関節に行うテクニックです。

肘の屈伸

肘が下部肋骨と平行になるように、パートナーの腕を持ち上げます。あなたの指の上にパートナーの肘を乗せ、上腕二頭筋の腱のすぐ下にある曲池(**LI 11**／44ページを参照)を親指で押します。

もう片方の手でパートナーの手首を持ち、曲池を押さえた親指を離さないようにしながら腕をしっかりと屈伸させましょう。関節への刺激を高めるには、前腕を軽く回します。

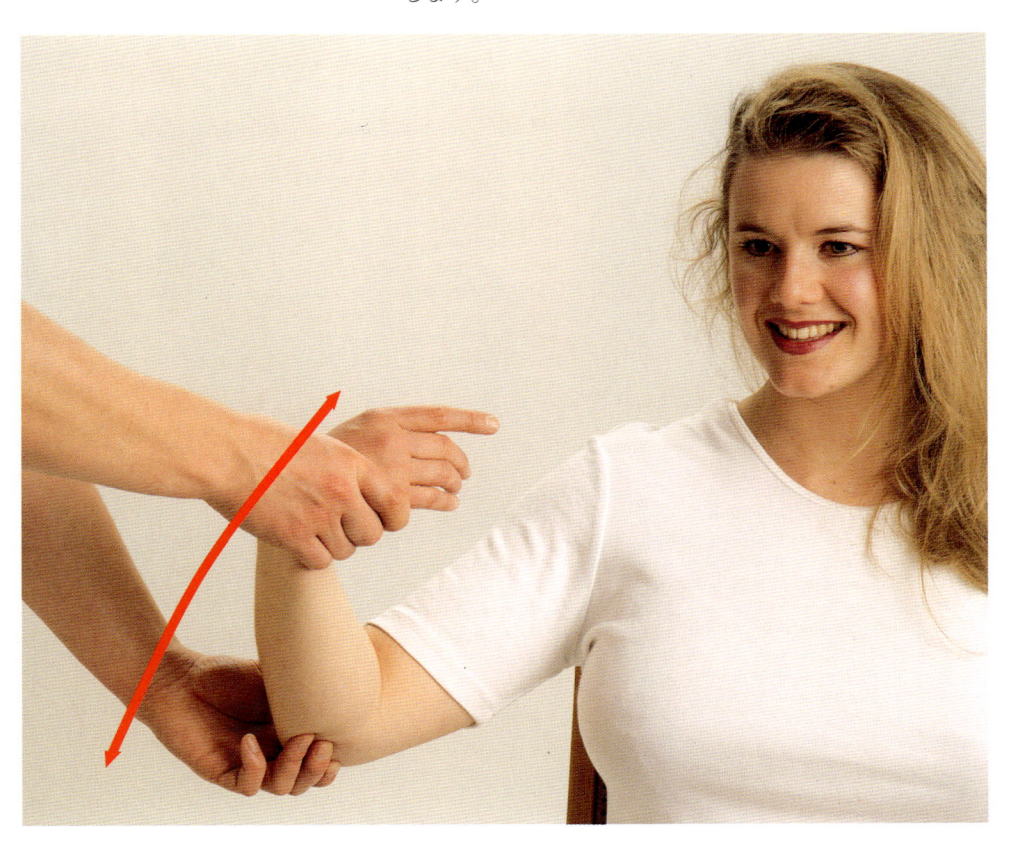

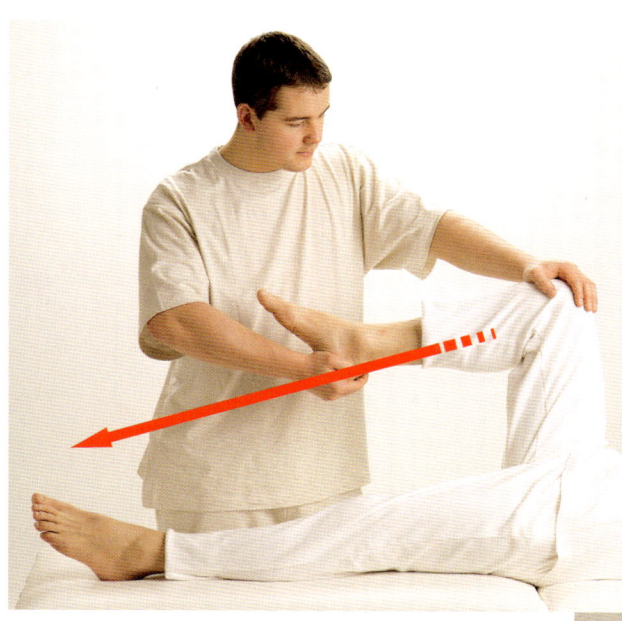

屈伸の効用
- 関節の可動を助ける
- 腱を伸ばすことで筋肉をリラックスさせる
- 関節の機能を促進する
- 関節組織内の血液循環をよくする
- テニス肘と、ヒザ、股関節、背中下部の痛みを和らげる

ヒザの屈伸
パートナーには仰向けに寝てもらい、脚を前にして立ちます。片手をカップのようにしてパートナーのかかとを包み、もう片方の手は膝蓋骨（ヒザのお皿）に乗せて、上の写真のように脚を持ち上げます。そのまま、かかとを持った手で脚を体の方に押していきましょう。抵抗を感じるところまで行ったら、素早くヒザを押してかかとを矢印の方向に引き、脚を伸ばします。ヒザとかかとの柔軟性を高めるテクニックです。

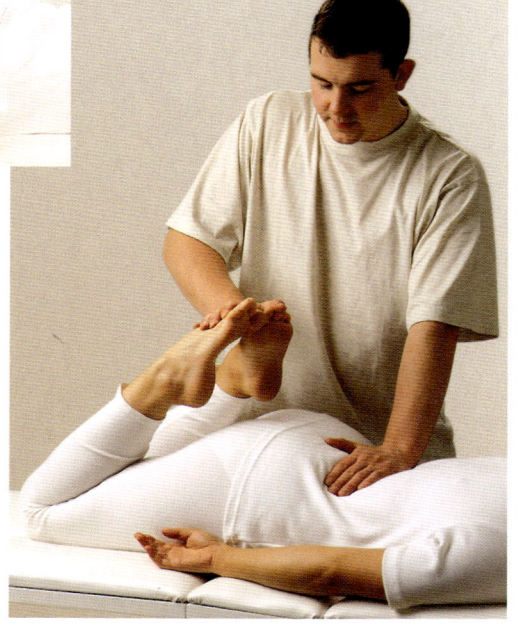

ヒザを思い切り折り曲げる
パートナーにはうつ伏せに寝てもらい、ヒザの位置に立ちます。両手でパートナーの両つま先の骨部分を持ってヒザから両脚を折ります。かかとがでん部につくのが理想的です。ヒザ関節が極度に硬い場合は、片脚ずつ折るようにしましょう。さらに上の写真のように同時に腰椎を押せば、ヒザと股関節だけでなく、背中にも施術を行うことができます。続けて、ヒザから下の部分を上下交互に交差させて同様に折り曲げると、さらに効果が高まります。

揺法：関節を回す

　肩、股関節、足首、そして手首に行うテクニックです。首は回すと痛めやすいので、首にはこのテクニックは行わないでください。肩関節は、ほぼ1周ぐるりと回すことができますが、その可動範囲は人によって大きく違います。屈強で健康なスポーツタイプの人でも、肩や股関節の動きが極度に制限されていることもあるのです。

　この揺法も、血流や気の流れを助け筋肉の緊張を和らげるために、必ず患部一帯の軟組織マッサージを行ってから始めてください。

肘を曲げて肩を回す

パートナーの後ろ横に立ち、右の前腕を下からあなたの前腕で支え、手首の辺りを軽くつかみます。もう一方の手で肩関節をつかみ、中指で肩髃（**LI 15**／44ページ参照）を、親指で肩髎（**SJ 14**／36ページ参照）を押します。そして右手で腕を前と後ろに回します。関節が動く範囲で、なるべく大きく回すようにしてください。

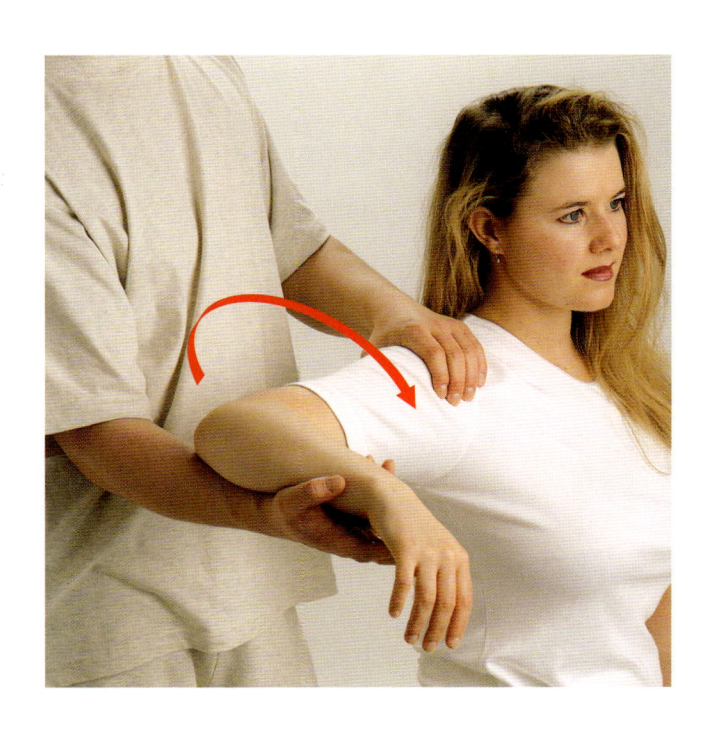

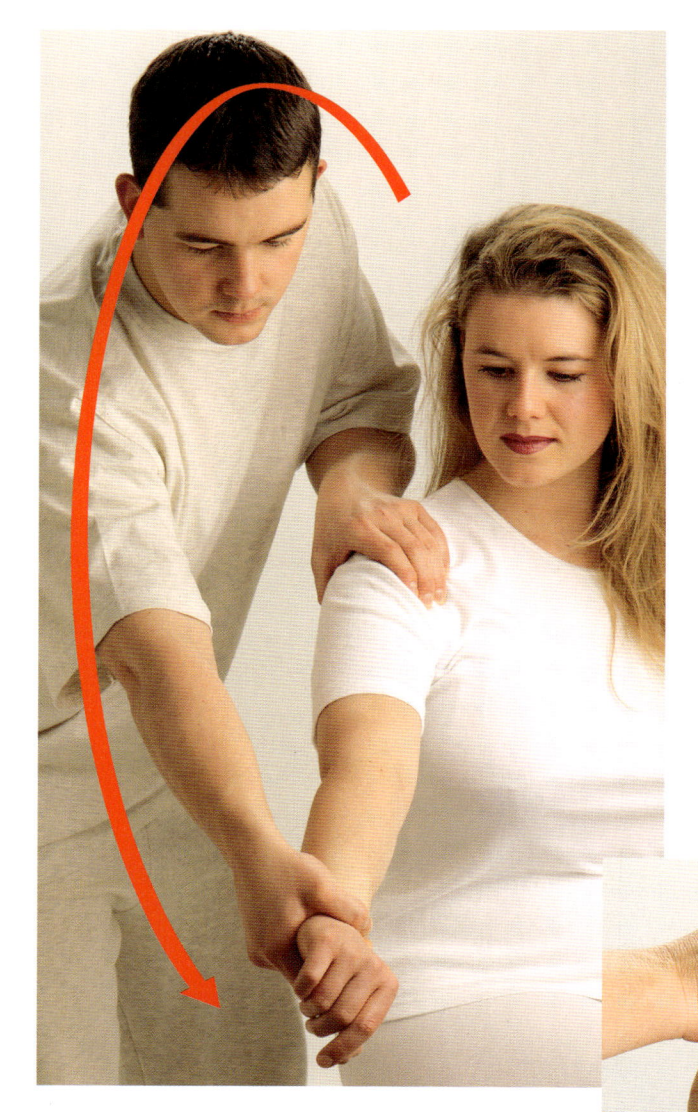

肘を伸ばして肩を回す

パートナーの腕を伸ばし、手首のところで軽く持ちます。左手で肩関節をつかみ、中指で肩髃（**LI 15**／44ページ参照）を、親指で肩髎（**SJ 14**／36ページ参照）を押します。そしてゆっくりと腕を前と後ろに回します。抵抗を感じたら、回す円の大きさを小さくしましょう。

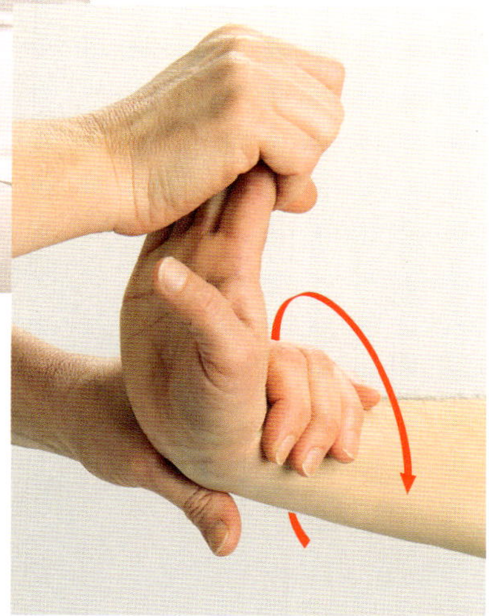

手首を回す

パートナーの腕を伸ばし、片手で手首を支えます。もう一方の手でパートナーの指を上からつかみ、手を手首と垂直に反らせます。そして手首の関節を優しく時計回り、反時計回りにできるだけ大きく回します。過去に手首の骨を折ったことがある人は、手首を1周させると痛みを伴うかもしれません。

揺法（ようほう） 75

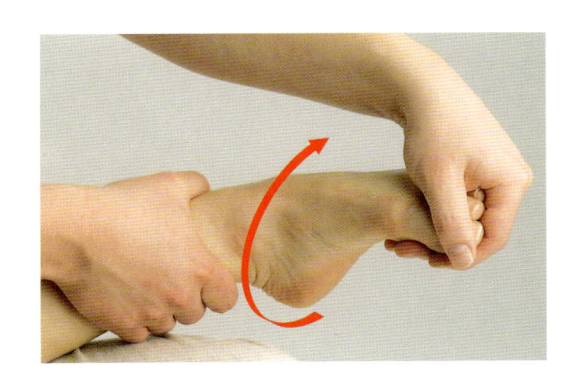

足首を回す

パートナーには仰向けに寝てもらい、片手でパートナーの足首を下から支えて、足を少し持ち上げます。もう一方の手でつま先をつかみ、足首を時計回り、反時計回りに回します。

股関節を回す

パートナーの右ヒザを折り、ヒザから下が水平になるようにあなたの右の前腕に乗せて支え、ヒザの内側をつかみます。ヒザの外側は左手で支え、ヒザの上で両手の指を組んでください。その状態で手を動かして、時計回り、反時計回りに小さな円を描くように、股関節を慎重に回します。

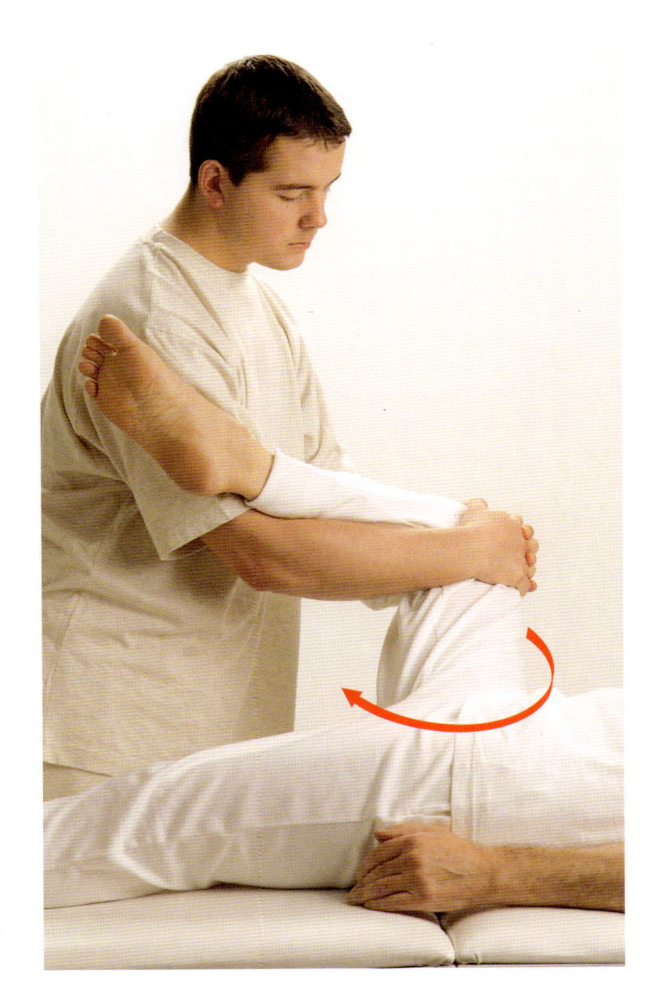

揺法の効用
- 関節の動きを滑らかにする
- 関節の痛みを和らげる
- 関節を優しく回し続ければ、重度の関節炎にも効果を発揮する

抜法：押しながら引く

　抜法では、同じ力を同時に反対の方向に加えます。つまりある場所を引っ張りながら、同時にそこから離れた場所を押すテクニックです。このテクニックを使うことによって、関節の動きがよくなり、さらに大きく曲げたりひねったりすることができるようになります。抵抗を感じる箇所がないか気を配りながら、慎重に力加減して行ってください。

肩を引き、腰を押す

パートナーにはうつ伏せに寝てもらい、その左手側に立ってパートナーの体の上に前かがみになり、パートナーの右肩を左手でつかみます。それと同時に、右手でパートナーの腰部分、背骨の右側をしっかりと押します。その状態から、腰を押す力と同じ力で右肩を背中の方に引いてください。こうすることによって、腰椎と胸椎の下部をひねり、肩の前面と胸の上部をバランスよく、なおかつ思い切り伸ばすことができるのです。

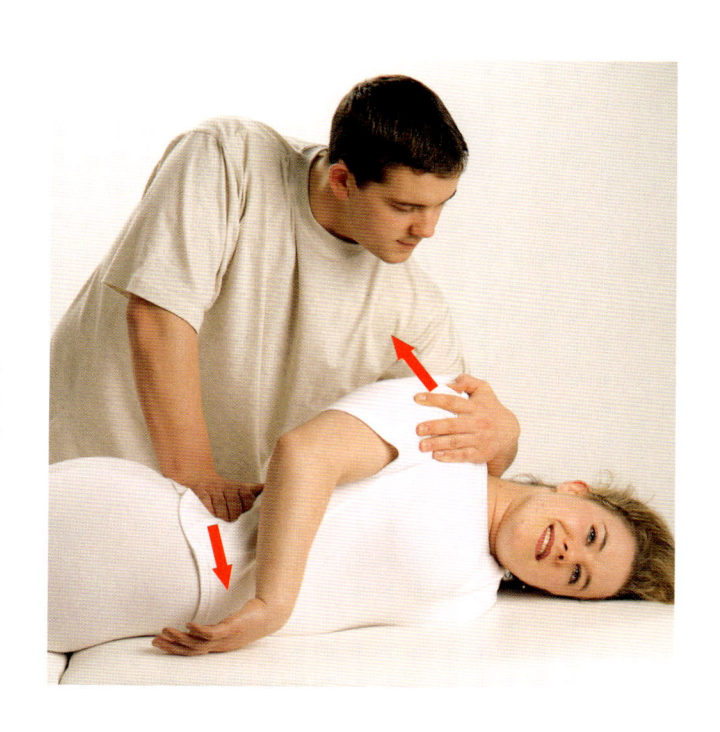

抜法の効用
- 筋肉の緊張を和らげる
- 関節の可動性を高める
- 体の柔軟性を高める

肩を引き、肩甲棘を押す

前述の「肩を引き、腰を押す」テクニックと似ていますが、今度はパートナーの手を背中に回し腕は曲げた状態で行います。あなたの右手でパートナーの肩を持ち上げ、それと同時に左手でパートナーの右肩甲棘の角、背骨の横を押さえます。引く力と押す力は同じにして、肩を思い切り伸ばしてください。

脚を上げて、腰を押す

パートナーにはうつ伏せに寝てもらい、その左手側に立って、自分に近い側の大腸兪(**BL 25**)を左手で押します。右手をパートナーの左脚の下に滑り込ませ、ヒザのすぐ上を支えて楽に上がる範囲で脚を持ち上げます。それと同時に、同じ力で腰の部分を押してください。2〜3秒持ち上げたら、脚を軽く回して下ろします。さらに同じ立ち位置から、反対側の脚も持ち上げ、同様の動作を繰り返します。

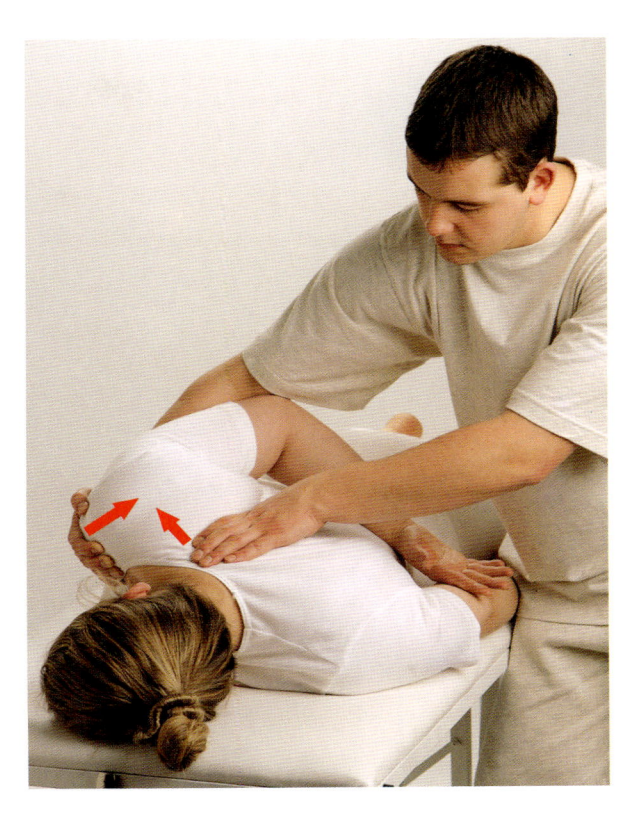

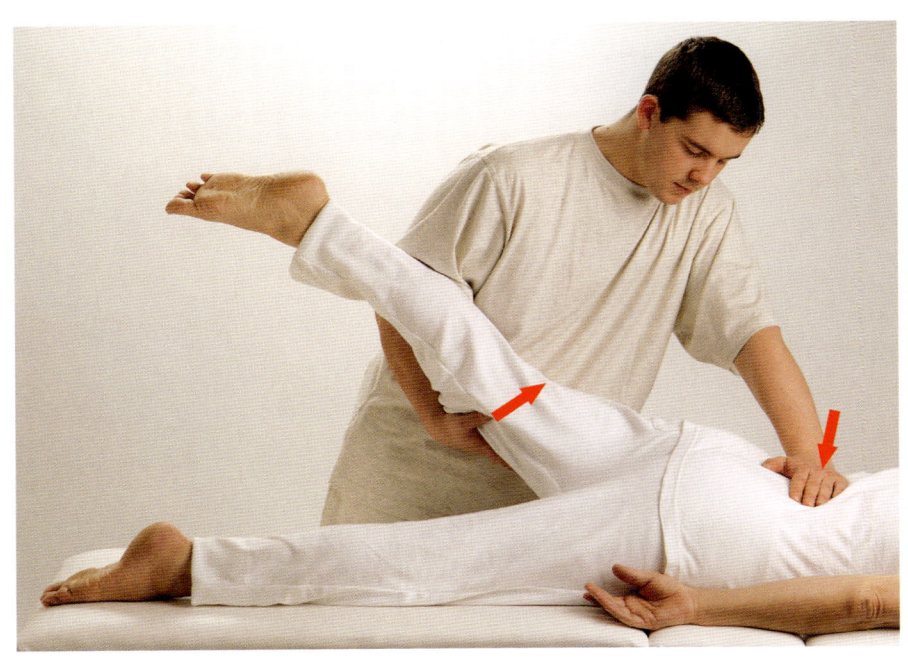

ストレッチ

　背中の緊張を解きほぐし、損傷した椎間板に掛かる圧迫を和らげる背骨のストレッチです。とても気持ちがよくリラックスできるストレッチなので、背中の調子が悪くない人にもお勧めです。

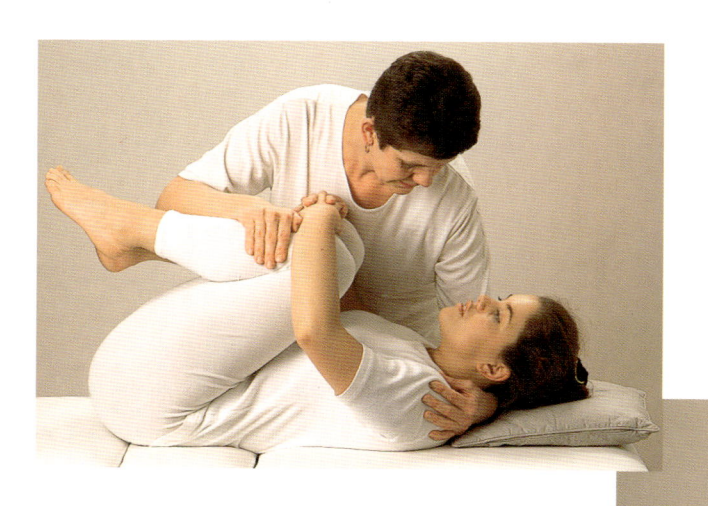

体を折り曲げて、背中を伸ばし丸める

パートナーには仰向けに寝てもらい、ヒザをできるだけ胸の近くに抱えてもらいます。あなたはパートナーの右手側に立ち、右手と右の前腕はパートナーのすねの上にわたらせ、左腕は首の下を通して左肩をつかみます。その状態で重心がでん部に来るように体を前に揺らして戻します。この揺らす動きを数回繰り返してください。

ストレッチの効用
「体を折り曲げて背中を伸ばして丸める」の場合
- 背中下部の筋肉の緊張やけいれんを和らげる
- それに関連した慢性的痛みを和らげる

「立って行う背骨のストレッチ」の場合
- 背骨の反りが制限される腰椎の症状を和らげる
- 腰椎と腸骨仙骨部分の慢性的な痛みを和らげる

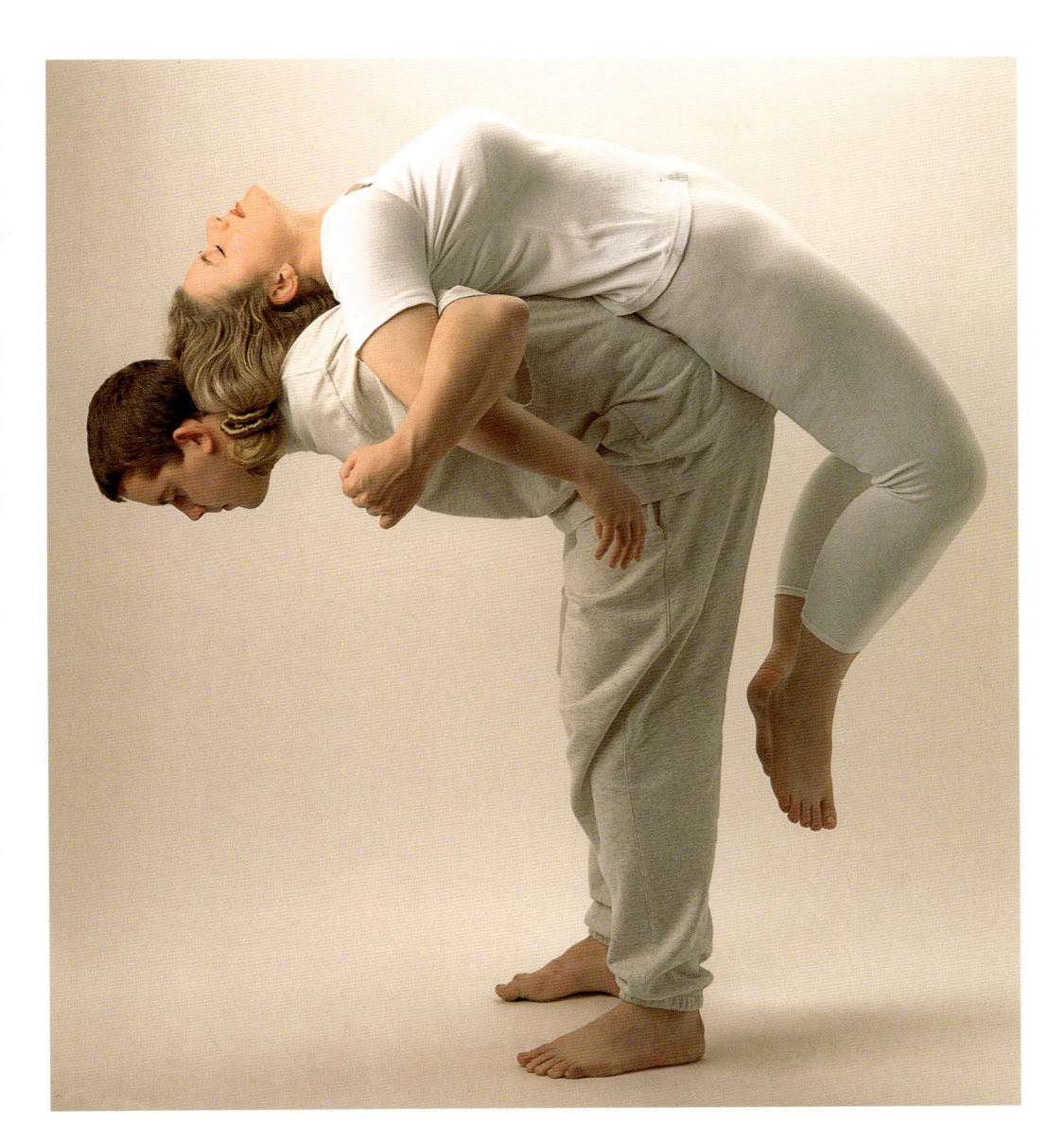

立って行う背骨のストレッチ

パートナーと背中合わせで立ち、両脚は若干開いてお互いの両腕を組みます。パートナーのでん部があなたのでん部の上に乗るようにして（必要ならば脚を曲げる）腰から前かがみになり、パートナーの脚が楽にぶら下がるように床から持ち上げます。その状態でパートナーの体を横に優しく振り、ゆっくりと床に下ろします。

注意：あなたの腰の調子が悪い場合や、パートナーがあなたよりも、極端に身長が高く体重も重い場合は、このストレッチはやらないこと。

第4章

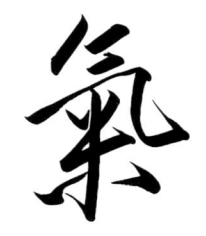

氣

全身健康推拿

　本章で説明する全身健康推拿という独特の治療法は、エネルギーと活力の増強、そして健康と幸せの促進を目的にした自然療法です。軟組織マッサージとペアマッサージを合体させて行うことで、気のつまりや滞りが解消され、気がバランスよく流れるようになります。自然療法と呼ばれるマッサージは他にもたくさんありますが、それらと違うのは、推拿が中国医学の考え方に基づいたマッサージであり、特定の症状や体の状態を治療するための医療行為として行われているということです。この章で紹介するマッサージの数々は、体のエネルギーバランスを正して症状や病気を発症させないための予防治療です。中医学では、体と心と精神を切り離して考えることはできませんので、この全身健康推拿も体の健康だけでなく、感情面と知識面の調和をはかることを目的にしています。

　推拿を初めて実践する場合は、まず第4章の解説を参考にしながら、摩擦する、押す、つまむといった簡単なテクニックを中心に行いましょう。各ステップには、そのテクニックで使われる経絡とツボがイラストで書かれています。このイラストを見れば、マッサージしている部分を通る経絡のイメージがつかみやすくなるはずです。ツボの場所やその効果についてさらに詳しく知りたい場合は、第3章に戻り、該当するイラストや解説を参照してください。

　「全身健康推拿」は、体の部位とパートナーの姿勢によって8つの項目に分かれています。

パートナーが座った状態
パート1：首と肩のマッサージ
パート2：肩、腕、手のマッサージ

パートナーがうつ伏せに寝た状態
パート3：背中とでん部のマッサージ
パート4：脚の裏面と足の裏のマッサージ

パートナーが横向きに寝た状態
パート5：背中下部、でん部、脚のマッサージ

パートナーが仰向けに寝た状態
パート6：脚の前面と足の甲のマッサージ
パート7：腹部と胸部のマッサージ
パート8：顔、頭、首のマッサージ

最初は、各パートに紹介されている順番に従ってマッサージを行ってください。熟練してきたら、第6章の症状に対して、治療が必要な部位だけをマッサージすることもできるようになります。例えばスカッシュのコートでパートナーが筋肉のけいれんを起こして苦しんでいるときや、オフィスや渋滞中の車内で緊張頭痛に見舞われているときなどに、それらにズバリ効くツボ治療をしてあげられるようになるのです。とはいっても、この章のマッサージは、家でリラックスした雰囲気の中、静かにゆっくりと行うことを前提にして説明しています。

始める前に

　推拿治療の効果を最大限に得るには、パートナーがリラックスして落ち着いた状態になっている必要があります。全身健康推拿を始める前に、まず治療を行う場所の準備をしましょう。温かくて居心地がいい部屋になっているかをチェックし、マッサージ中にパートナーの体を支えるために使う、小さめのクッションや枕をいくつか用意します。他の家族や訪問客、電話などに邪魔される恐れのない静かな時間帯を選びます。部屋の照明が強すぎると目がリラックスできないので、明るさを調整します。エッセンシャルオイルやお香をたいたり、花を生けたりして香りを取り入れてもいいでしょう。

　前半のマッサージは、パートナーを、ダイニングルームで使っているイスなど、背中をまっすぐに支えてくれる座り心地のよいイスに座らせて行います。後半では、マッサージテーブルのような平らで寝心地のいい台の上に寝そべってもらう必要がでてきます。スプリングのきいたマットレスやベッドは、あなたがパートナーに加えた圧力を吸収してしまうので、ふさわしくありません。マッサージテーブルがなければ、腰の高さで、上に人が寝られる大きさ(180センチ×80センチくらい)のテーブルを利用しましょう。テーブルは毛布で覆い、その周りをぐるりと移動できるような位置にセットします。推拿治療を行うときは、体を自由に動かせるようにしておかなくてはなりませんので、ゆったりして着心地のいい服を着て、平らな靴を履くか素足になります。装飾品はすべてはずし、指の爪が短く切ってあるかどうか確認してください。パートナーにはゆったりとして薄手の、できれば自然繊維でできた服を着てもらいます。コットンのTシャツとスウェットの長ズボンが理想的です。

　マッサージを行う前には、まずパートナーに、これからどんなことをするか、それがどんな風に感じるかを説明します。推拿は激しくて力強いマッサージですし、ツボを押すと痛みを感じることもありますから、マッサージをやりながらも、パートナーに感じたことを言わせるようにしましょう。どこが痛むかを尋ね、痛いと言った場所をしっかり、かつ慎重に治療します。決して大きな圧力を一気に与えたりせずに、かならず軽い圧力から始めて、徐々に力を強めていってください。パートナーが気持ちいいと言うやり方でマッサージしていくことです。第1章に述べた注意事項はすべて守り、アザや傷のある肌への治療は行わないように気をつけましょう。パートナーの皮膚の状態が悪く、局所点となるツボを直接マッサージできない場合は、代わりに患部から離れた遠隔ツボ(22ページ参照)に治療を行います。

　マッサージは最低でも1時間は行いましょう。初心者の方は特にそうしてください。推拿を終えると、あなたもパートナーもリラックスと同時にエネルギーに満ちあふれた状態になっているはずです。治療後は、ゆっくりくつろぐ時間を取りましょう。施術によってパートナーの感情面の緊張が解きほぐされた場合などは特にそうしてください。

　マッサージ全般をとおして、説明はすべて右利きの人向けに書かれています。左利きの人は、左右を入れ替えて読んでください。

　漢字で「気」と大きく書かれているところには、各ステップの効用がそれぞれコメントしてあります。

パート1
首と肩のマッサージ

　パート1では、主に首と肩の筋肉、特に僧帽筋のマッサージについて説明します。この部分の緊張をほぐすには、推拿治療がとても効果的なのです。パートナーを、背中の中部がしっかりと支えられるような、背もたれが垂直で座り心地のよいイスに座らせて行います。

ステップ1　つまんでもむ ▷

パートナーの後ろに立ち、肩の上の部分を横に軽くなでます。そして手のひら全体を使って、左右の肩をそれぞれ優しくつまみ、徐々に力を込めて手根部分で肩をもむようにします。パートナーがリラックスしてきたのを感じたら、今度はパートナーが痛みを感じる場所や凝り固まった組織を探して親指でもみましょう。最後に肩の上をつかみ、僧帽筋を強くつまんで少し揺らします。

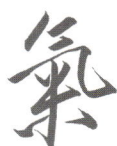

頭から肩にあるエネルギーの通り道のつまりを解消し、エネルギーレベルを飛躍的に上昇させる効果があります。

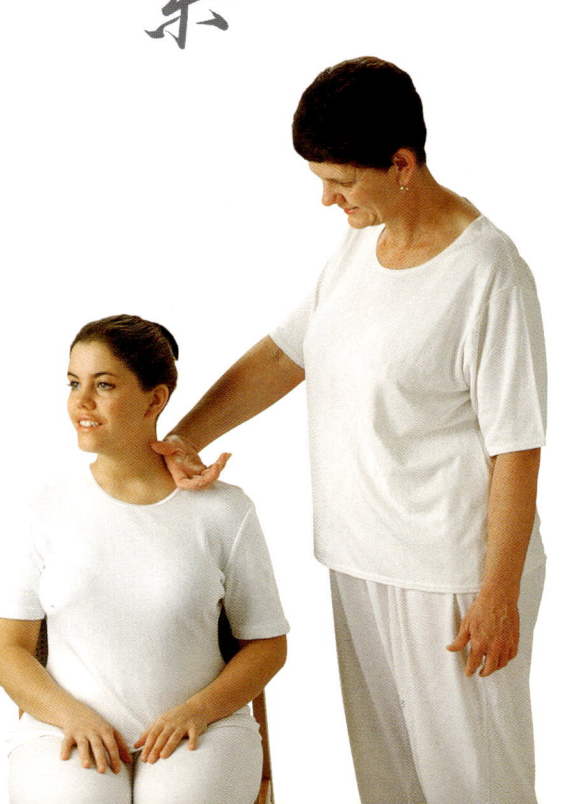

◁ ステップ2　中国式の擦法

パートナーの左肩の後ろに立ち、僧帽筋の上で、首に向かって右手を転がします。膀胱経と小腸経を意識しながら、この部分に最大5分間擦法を行います。そうしたら今度は左手を使い、パートナーの右後頭部を見ながら右肩でも同様に転がします。擦法は一連のマッサージの中で何度も繰り返し行ってください。

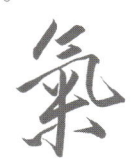

擦法には、経絡内の気の流れをスムーズにし、体内のエネルギーの調和をはかって、湧き上がるような幸福感を生み出す効果があります。

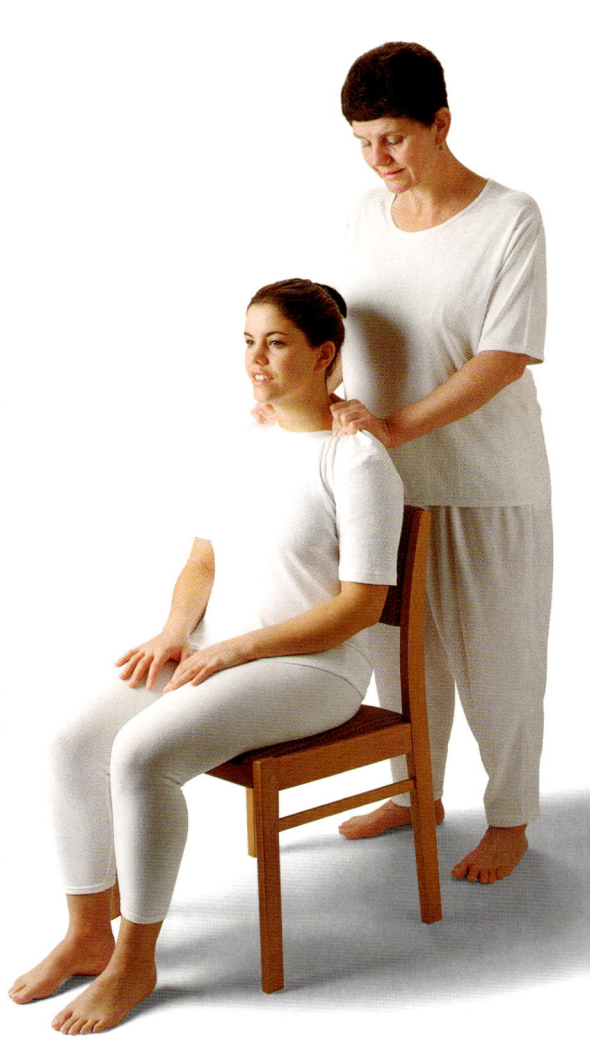

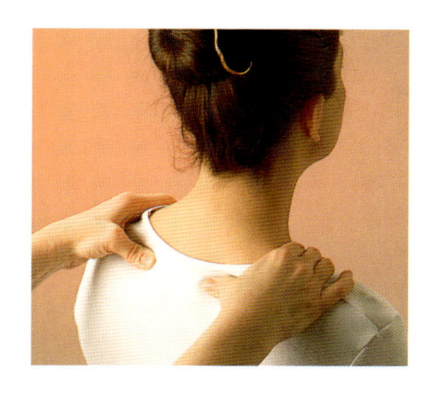

◁ **ステップ3　ツボを押してもむ**
ステップ1のつまんでもむ動きの繰り返しですが、今度は親指で、肩井(**GB 21**)、肩貞、臑兪、天宗、秉風、肩外兪(**SI 9-14**)、大杼、肺兪、心兪(**BL 11,13,15**)を押しながらもみます。徐々に力を込めるようにして各ツボ最低30秒間ずつもみましょう。

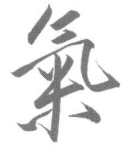

経絡上の特定のツボ押しには多少なりとも痛みが伴いますが、緊張を和らげるには必要な治療なのです。

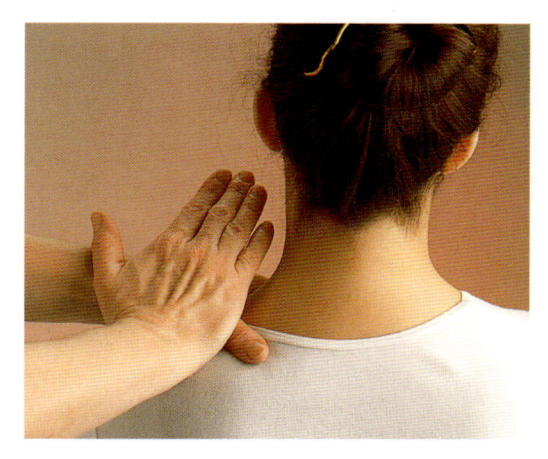

◁ **ステップ4　肩の筋肉をほぐす**
左手の親指をパートナーの左肩に置き、あとの4本の指は肩の前に垂らします。右手の手根を左手の親指の上に重ね、首の方に動かして肩井(**GB 21**)をほぐすようにします。右側は4本の指を右の肩甲骨上に垂らした状態で、同様の動きを繰り返してください。

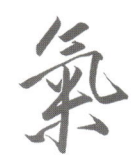

肩井をほぐすようにすると、エネルギーのバランスが取れ、首付近の筋肉と骨にいい影響を与えることができます。簡単な方法ですが、凝り固まった組織をリラックスさせ、驚くほど気分を軽くする効果があるのです。

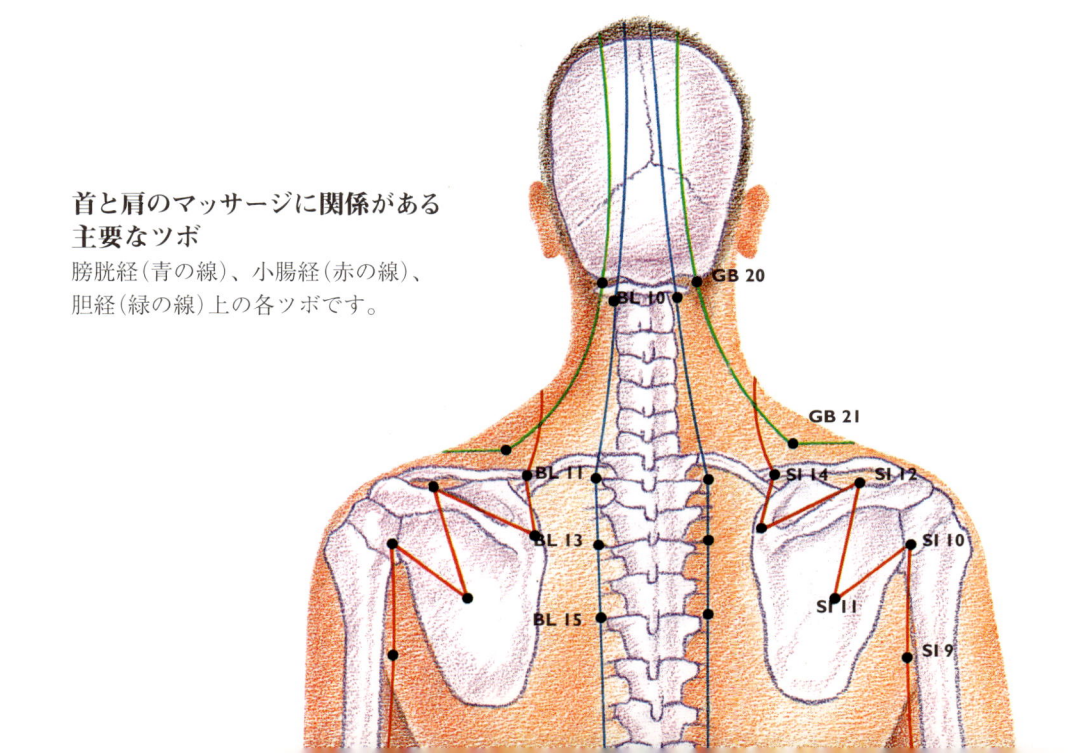

首と肩のマッサージに関係がある主要なツボ
膀胱経(青の線)、小腸経(赤の線)、胆経(緑の線)上の各ツボです。

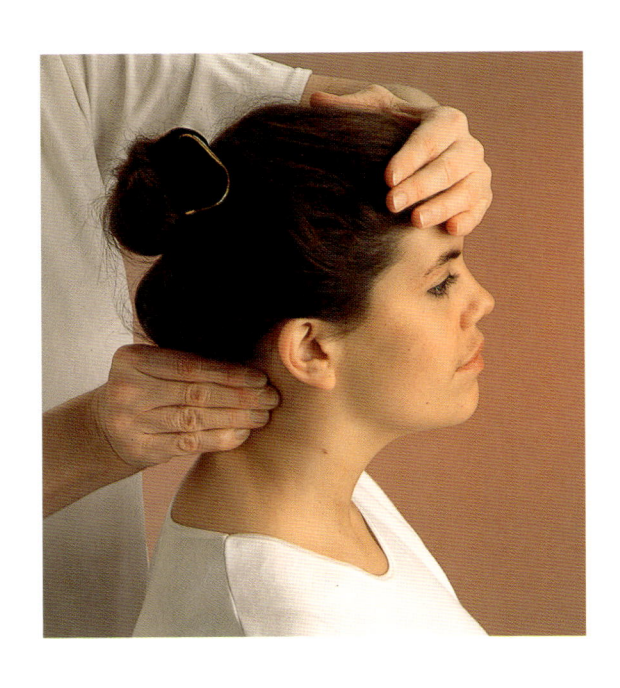

◁ **ステップ5　つまんでもむ**

親指と人差し指、中指を使って、頸椎の両サイドの筋肉をつまみ、もう一方の手でおでこを軽く支えます。始めは軽い力で、徐々に力を強くしていき、しっかりともみ込みます。このマッサージを首の根元から頭蓋骨の下まで、指を移動させながら進んでいくのです。もむ手は頻繁に交替させるといいでしょう。

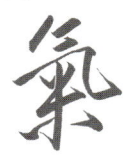

氣　膀胱経と胆経を刺激し、頭痛の原因になる緊張を取り除き、首の筋肉の痛みやコリを和らげる効果があります。

ステップ6　ツボを押しながらもむ

親指と中指をそれぞれ風池（**GB 20**）と天柱（**BL 10**）に当て、それぞれを斜め上、目の方向に押します。各ツボをそれぞれ20〜30秒ずつつまんでもみ、手を替えて繰り返します。

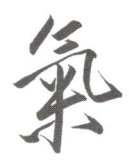

氣　風池は、前頭部の頭痛に非常に効果的なツボの1つです。さらに目、耳、鼻、口にもよい影響を与えます。天柱には、肩こりを治し目の疲れや痛みを和らげる効果があります。

ステップ7　肩を叩く ▷

肩の上と肩甲骨の近く、背骨の両脇部分をこぶしで叩きます。手の側面を使った叩打法にも、同様の効果があります。

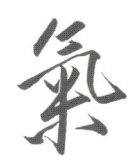

氣　こぶしを使った叩打法は、集中的に活気を与えることができるテクニックで、血流やリンパの流れだけでなく気のエネルギーのつまりを解消する効果もあります。

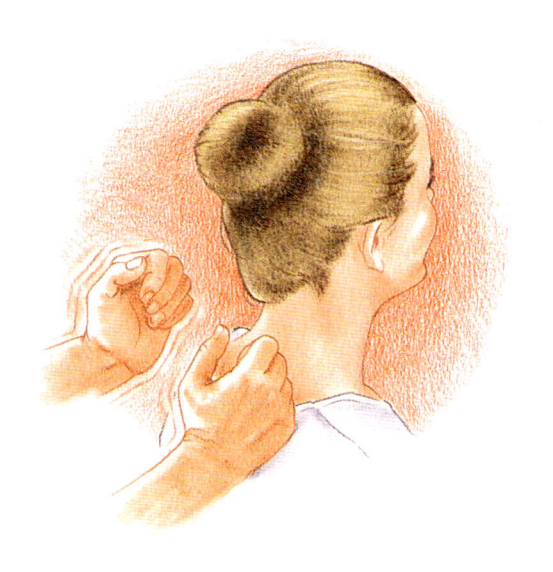

パート2
肩、腕、手のマッサージ　その1

　前半は、まず体の右半身のマッサージ方法です。左半身から始める場合は94ページへ。

ステップ1　肩の前面で転がす ▷

パートナーの右側に立ち、あなたの右足をイスに乗せて太ももがパートナーの脇の高さにくるようにします。左手でパートナーの右手首を握り、腕を持ち上げてあなたのヒザの上に乗せます。手首を返し、肩の前面にある三角筋を前に出すようにします。そうしたらこの三角筋部分で、大胸筋の上部方向と前腕方向に右手を転がします。

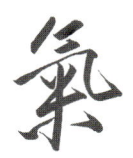

氣　大腸経に沿った撫法には、肩の重苦しさや緊張を取り除き、痛みを和らげる効果があります。

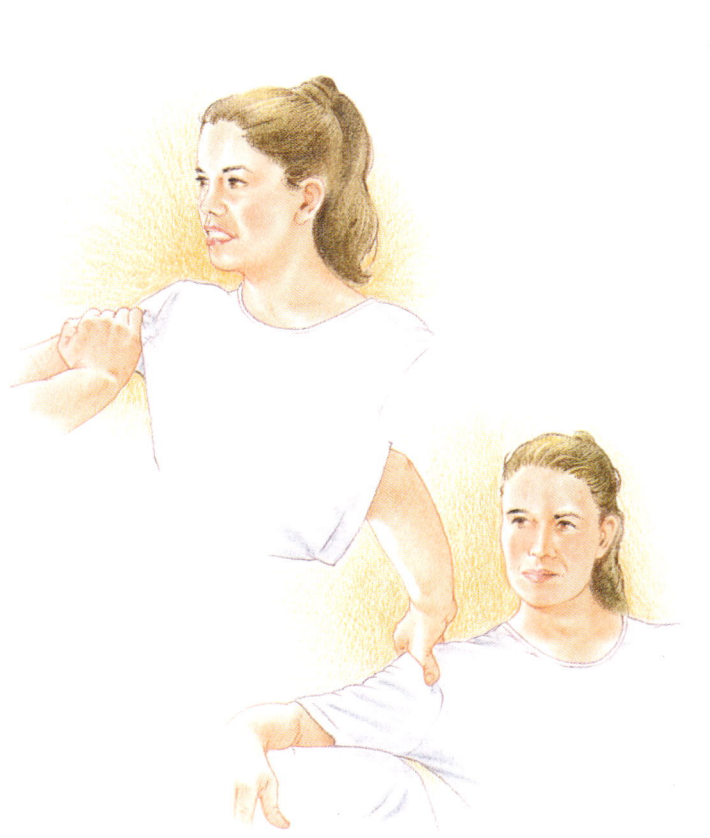

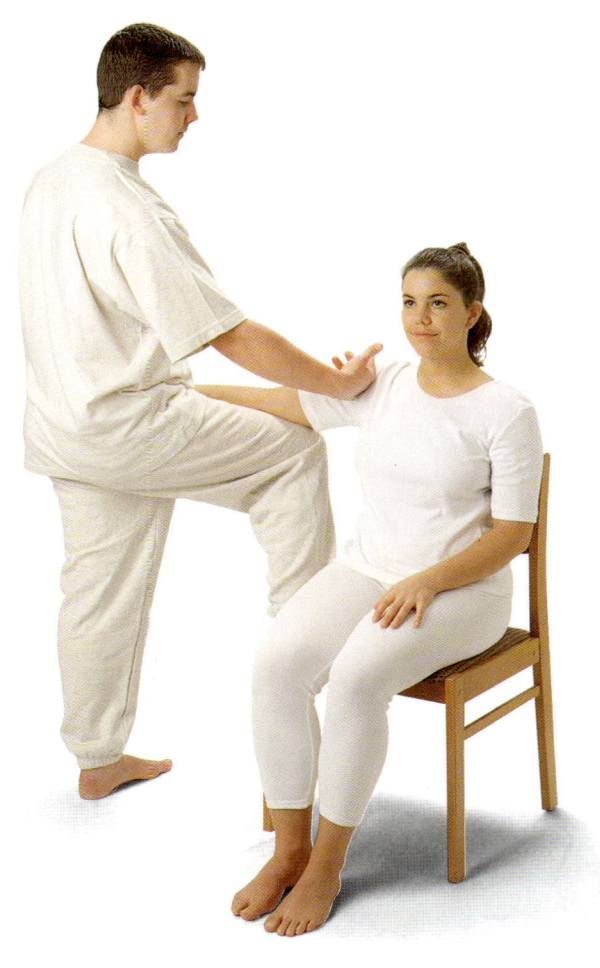

◁ ステップ2　右腕をつまんでもむ

肩の上の筋肉を右手でつかみ、指と手根ではさんでしっかりと強くもみます。そのまま同様のもみ方で腕を下降します。何回か繰り返したら、今度は腕の付け根から先まで、親指と残りの指で軽くつまんで若干引っ張る動きを行っていきます。つまむ手を頻繁に交替させるといいでしょう。

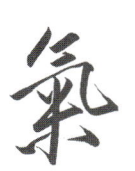

氣　つまんでもむ技には、肩にあるエネルギーの通り道のつまりを解消し、筋肉を柔軟にする効果があります。

ステップ3　ツボを押す

左右どちらかの手の親指と中指で、肩髃（**LI 15**／44ページ参照）と肩髎（**SJ 14**）をそれぞれ押します。そして揺らしながら、最低でも30秒間、肩が痛む場合は数分間、強く押しもみをしましょう。次は商陽と雲門（**LU 1,2**）ですが、あまり強く押しすぎると痛いので気をつけてください。

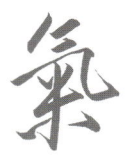

氣

肩髃と肩髎へのツボ押しには、関節炎による痛みや肩の一般的な痛みを取り除き、関節の動きを滑らかにする効果があります。肺経上のツボを刺激することによって、肺の中の気が活発になり、胸部の不調、風邪、インフルエンザといった症状が和らぎます。

ステップ4　腕の最上部で転がす ▷

パートナーの体側面を前にして立ち、あなたのヒザがパートナーの腋に来るように足を上げます。パートナーの上腕部を、肘を折った状態でヒザの上で支えます。三角筋部分で、肩の骨との境目に向かって（骨の上までは行かないこと）、両手を使ったボディーハーモニクス・ロールを行いましょう。これを数分間続けます。

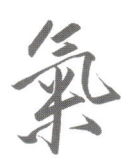

氣

この部分で強く手を転がすと、腕の痛みや重苦しさを和らげるのにとても効果的です。肩髃と肩髎を強く刺激すると特にその効果は高まります。

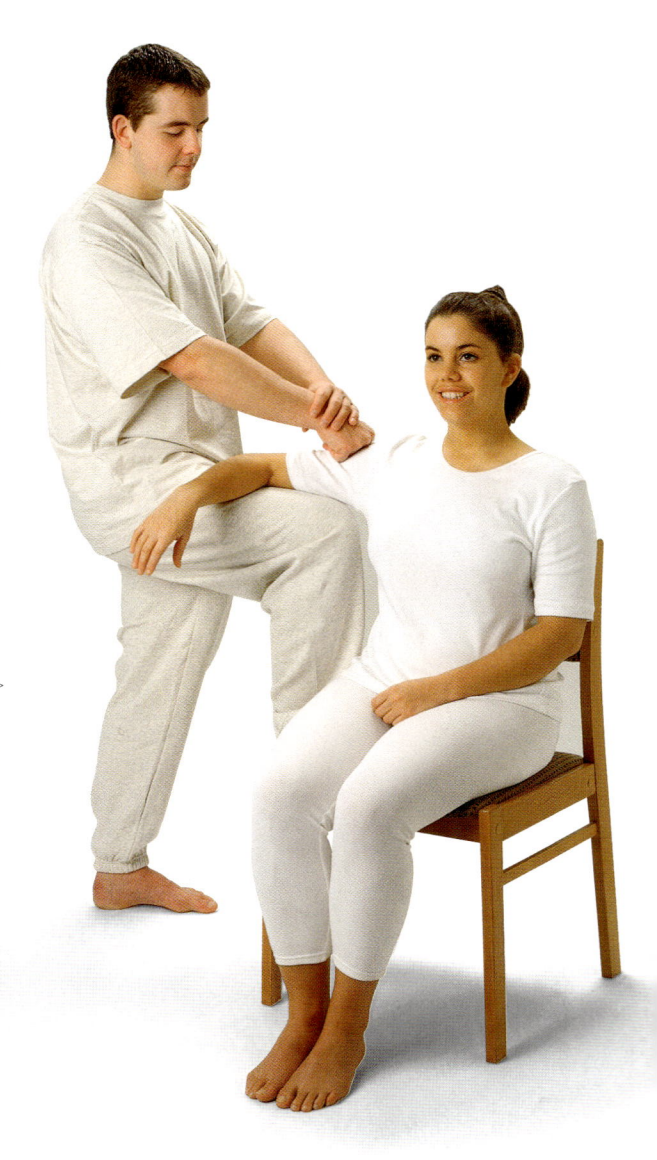

ステップ5　上腕部をつまんでもむ

上腕のみに、ステップ2のつまんでもむマッサージを行います。上腕部の筋肉を、まず右手でつまんで向こう側に押し、次に左手でつまんで手前側に押すのです。

ステップ6　ツボを押す

ステップ3を繰り返します。

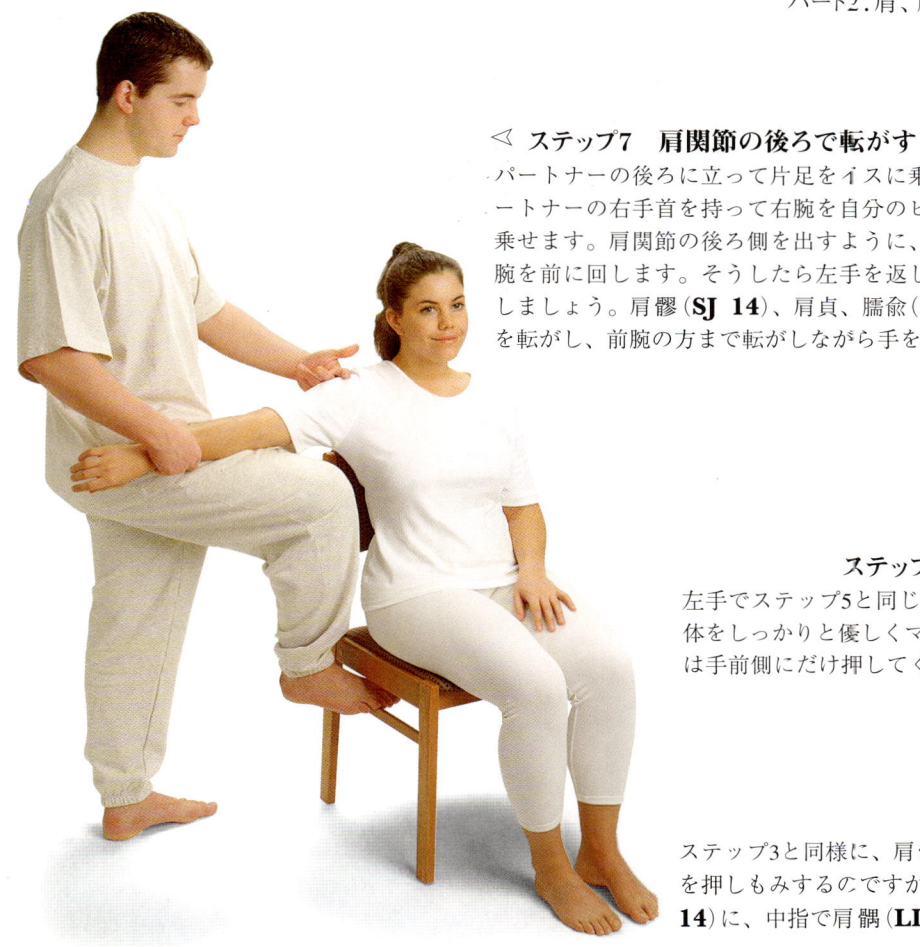

パート2：肩、腕、手のマッサージ　87

◁ ステップ7　肩関節の後ろで転がす

パートナーの後ろに立って片足をイスに乗せ、右手でパートナーの右手首を持って右腕を自分のヒザに横向きに乗せます。肩関節の後ろ側を出すように、パートナーの腕を前に回します。そうしたら左手を返した部分で転がしましょう。肩髎（**SJ 14**）、肩貞、臑兪（**SI 9,10**）の上を転がし、前腕の方まで転がしながら手を移動させます。

ステップ8　上腕をつまんでもむ

左手でステップ5と同じマッサージをします。腕全体をしっかりと優しくマッサージしますが、ここでは手前側にだけ押してください。

ステップ9　ツボを押す

ステップ3と同様に、肩髎（**SJ 14**）と肩髃（**LI 15**）を押しもみするのですが、ここでは親指で肩髎（**SJ 14**）に、中指で肩髃（**LI 15**）を押します。

主要なツボ

膀胱経（青い線）、三焦経（左側の赤い線）、肺経（白い線）、そして小腸経（右側の赤い線）上の各ツボです。

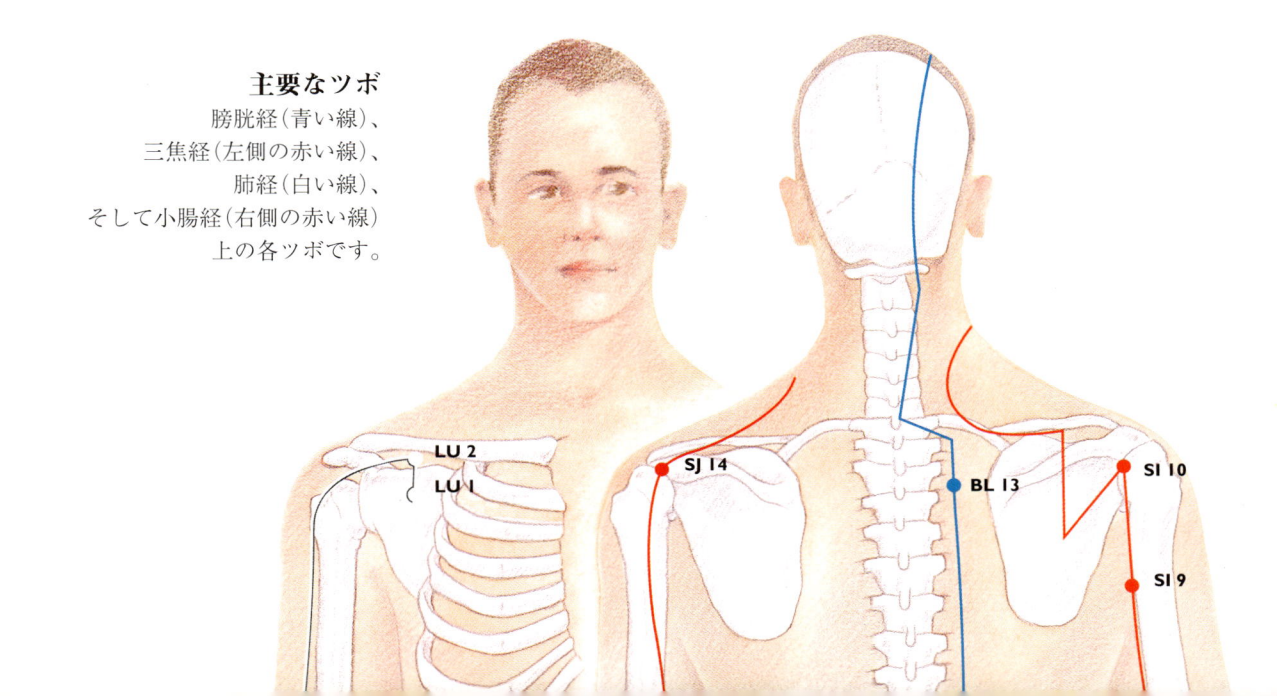

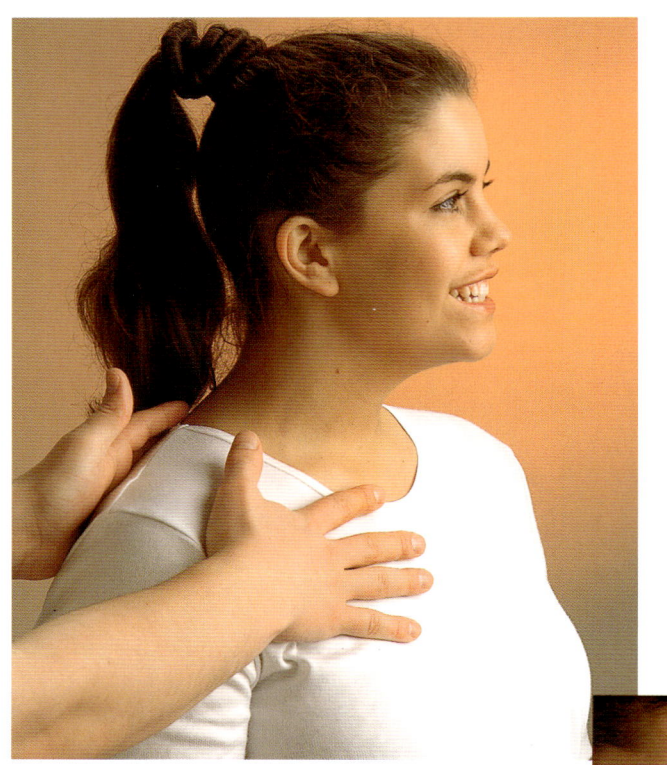

◁ **ステップ10　胸部と肩甲骨を摩擦する**

パートナーには腕をヒザに乗せてもらい、あなたはパートナーの右肩を前にして立ちます。右手をパートナーの胸部右上に、左手を右の肩甲骨の上に置き、手首と指の力を抜きます。その状態で手のひらを上下に動かし、触れている部分を最低でも30秒間、軽くリズミカルにさすりましょう。

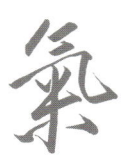

肺経の始まりのツボと背中にある肺の背兪穴、肺兪を刺激するテクニックです。心地よい衝撃を与えることができ、喘息やその他の胸の不調から来る咳にも効果的です。

ステップ11　組んだ両手でつまんでもむ ▷

左右の指を組み、パートナーの右肩に乗せます。あなたの両手の手根で、前後の肩骨の間にある空間をしっかりとはさみます。必要なら組んだ指を少し緩めてください。そして両手の手根を、円を描くように動かし、20秒ほどしっかりともみましょう。

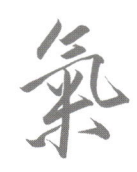

血流を増やし、肩の動きをよくするテクニックで、五十肩（肩関節周囲炎）の治療には必ず使われるマッサージ方法です。

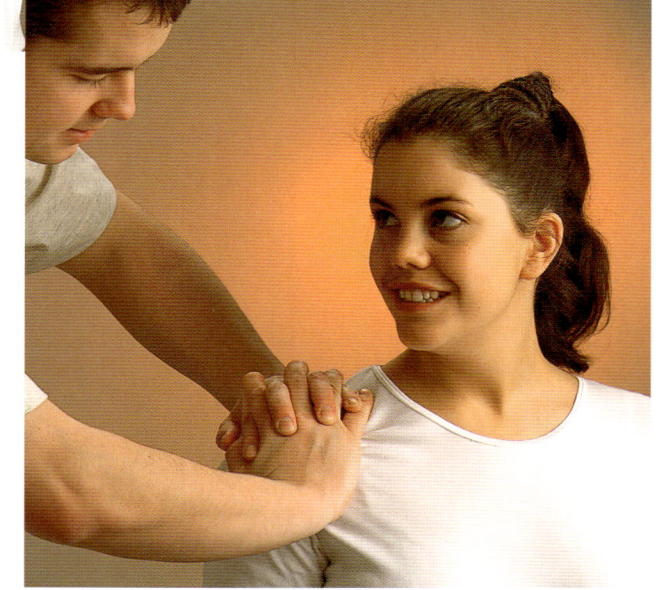

▽ ステップ12　腕を摩擦する

両手でパートナーの腕を、腋のすぐ下ではさんで持ちます。パートナーには、腕の力を抜いて完全にリラックスしてもらいましょう。両方の手のひらを逆方向に動かし、上下に素早くさすりながら、腕の筋肉を手首までマッサージしていきます。

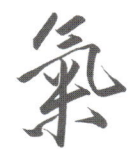

腕を通る経絡すべての気の流れを思い切り刺激するテクニックです。

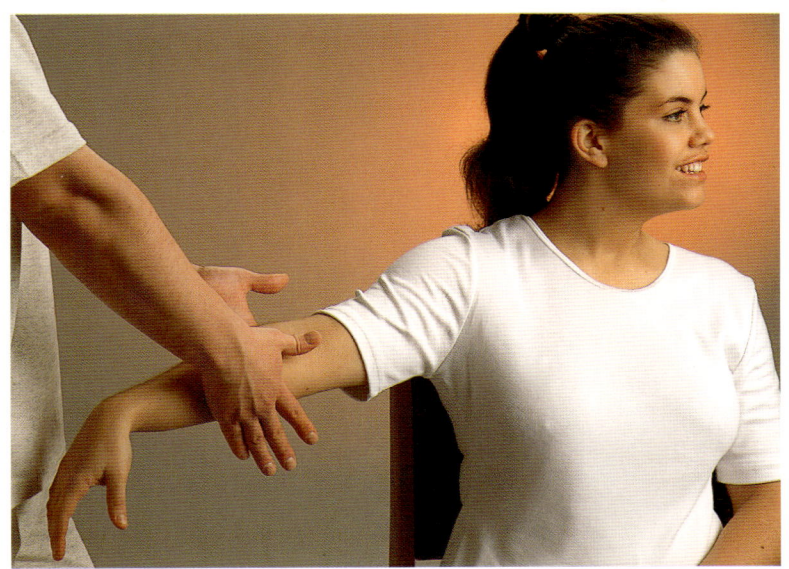

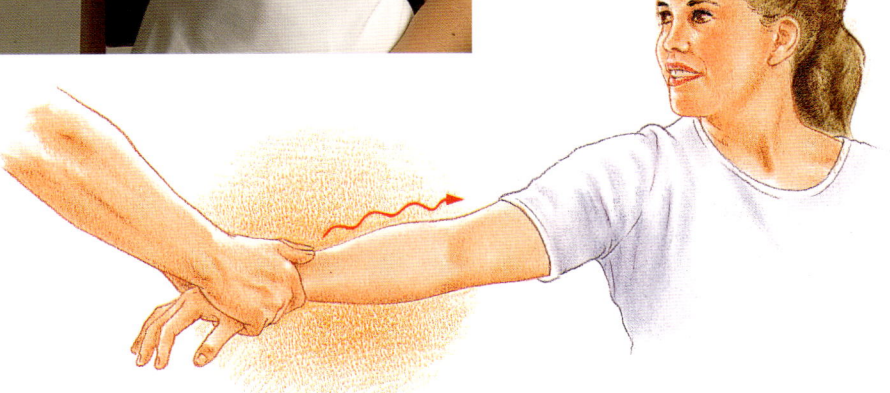

ステップ13　腕を揺らす △

両手でパートナーの手をしっかりと持ち、両方の親指を手首の上でそろえます。水平よりも若干低い位置まで腕を持ち上げ、肩関節を緩めるために優しく引っ張ります。その状態で小さく上下に20〜30回、腕を揺らしましょう。

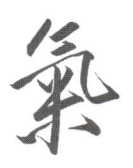

腕、肩、首の横側の痛みだけでなく、肩こりにも非常に効果的なマッサージです。首、肩、腕の気のバランスがよくなると、まるで生まれ変わったような気分になれます。

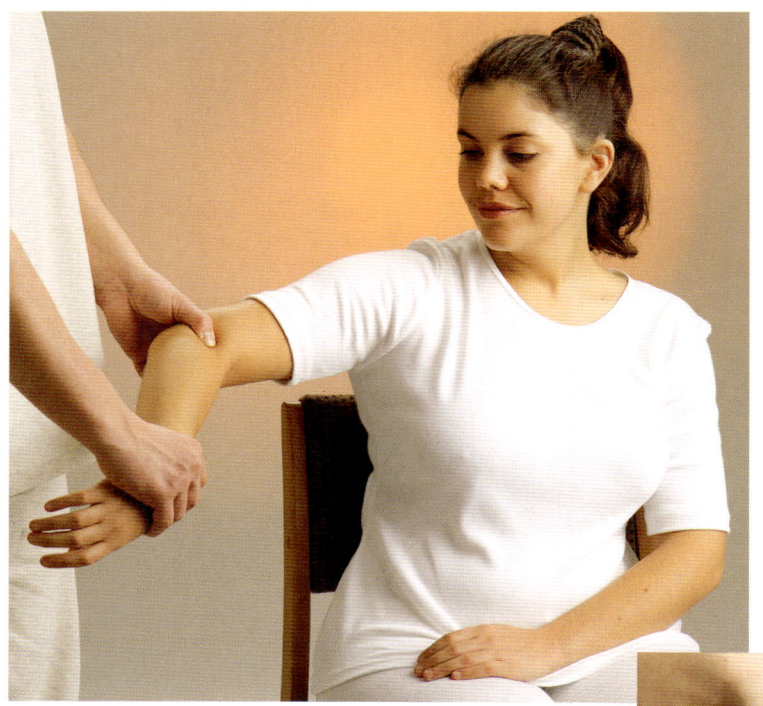

＜ ステップ14
腕のツボを押しながらもむ

親指と中指で、曲池（**LI 11**）と少海（**H 3**）をそれぞれ押しながらもみます。同時に、もう片方の手でパートナーの手首を軽くつかんで前腕を回します。次に、親指と中指をピンセットのようにして、尺沢と孔最（**LU 5,6**）、さらに外関（**SJ 5**）と内関（**P 6**）を順番に押しながらもみます。

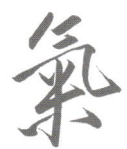

氣　曲池と少海は、肘の痛みを治すツボです。尺沢と孔最には肺のエネルギーを活性化して喘息を和らげる効果、外関と内関には心と感情を落ち着かせる絶大な効果があります。

ステップ15　手と手首を押しながらもむ ▷

左右の親指をパートナーの手首の甲に、中指を手のひらの下にして手首を持ち、パートナーの手を数回上に跳ね上げます。パートナーの手が自らの重みでストンと落ちるようにするのです。次に、列缺、太淵、魚際（**LU 7,9,10**）を押しながらもみましょう。

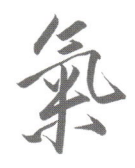

氣　手首を通る三焦経、心包経、肺経を刺激し、親指、中指、薬指のしびれを和らげる効果があります。

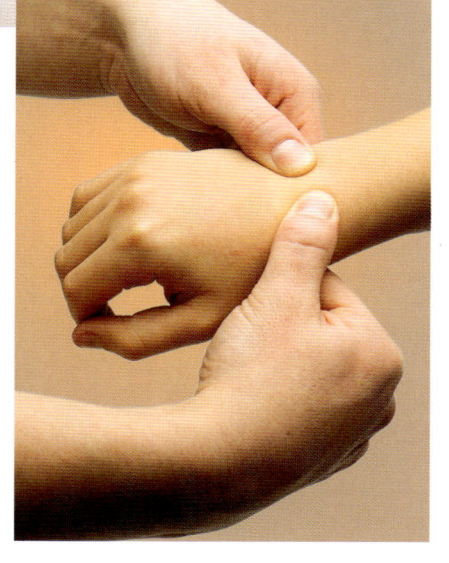

パート2：肩、腕、手のマッサージ　　91

ステップ16　手のストレッチ ▷

パートナーの手のひらを下に向け、あなたの指と手根で
パートナーの手の端をはさんで持ちます。手を横方向に
数回伸ばしましょう。今度は手のひらを上に向け、同様
のストレッチを繰り返します。最後に労宮（**P 8**）を押し
ながらもみます。

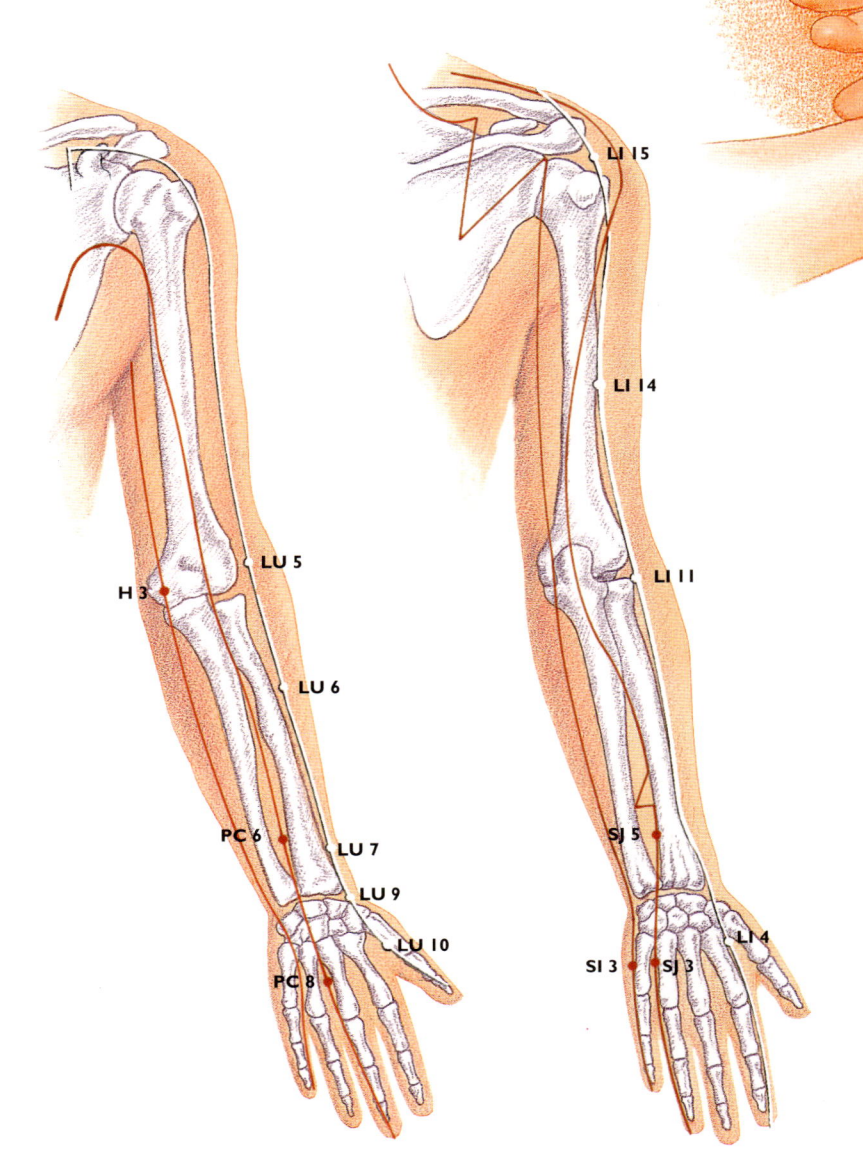

主要なツボ

三焦経（右から1本目の赤の線）と
小腸経（右から2本目の赤の線）、
大腸経（右側の白の線）と
肺経（左側の白の線）、
そして心経（左から1本目の赤の線）と
心包経（左から2本目の赤の線）上の
各ツボです。

▽ **ステップ17　手首と指を回す**
左手でパートナーの前腕部、手首のすぐ上をつかみ、右手でパートナーの親指以外の指をつかみます。その状態で手首を両方向に回します。

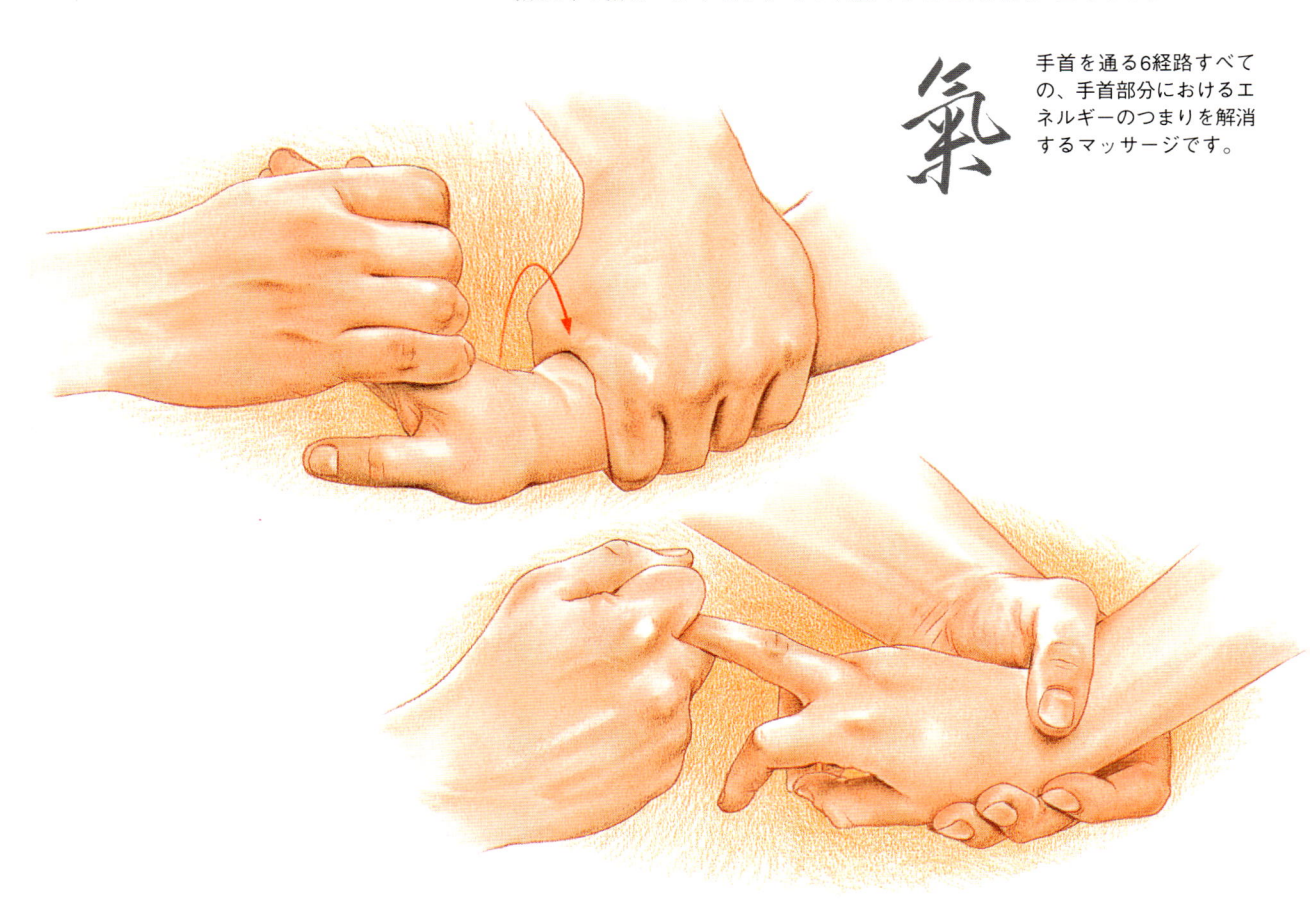

氣

手首を通る6経路すべての、手首部分におけるエネルギーのつまりを解消するマッサージです。

ステップ18　指を引っ張る △

左手で手首を支えたまま、指を1本ずつ回します。そうしたら今度は、人差し指と中指を曲げてパートナーの指の根元を1本ずつはさみ、強く引っ張ります。最後に両方の手のひらで指を1本ずつはさんで転がします。

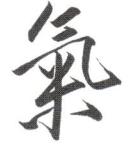

氣

指を1本ずつ引っ張ることで、手首をさらにストレッチすることができます。指に始点または終点がある6本の経絡すべてを刺激することができるマッサージです。（19ページ参照）

ステップ19　関節を押しながらもむ ▽

人差し指と親指を使って、パートナーの指の関節と指の付け根の骨を、交互にしっかりと押しながらもみ、そのあと合谷（**LI 4**）、中渚（**SJ 3**）、後谿（**SI 3**）のツボも押しながらもみます。

注意：妊娠中は合谷（**LI 4**）を刺激しないこと。

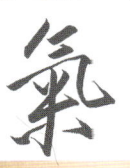

手と手首のマッサージでは、強力な治療効果を持つツボを刺激することによって、体全体の幸福感が増大します。

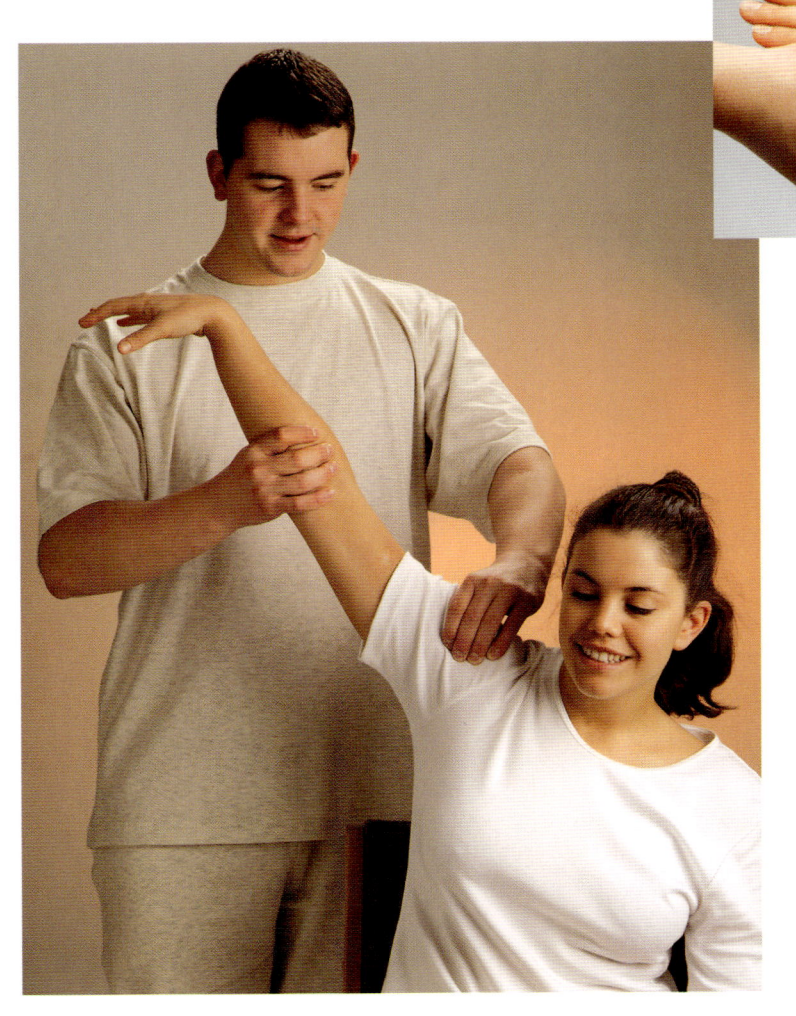

氣

◁　ステップ20　腕を回す

パートナーの右肩の後ろに立ちます。左手でパートナーの肩の上をつかみ、親指を肩髎（**SJ 14**）、中指を肩髃（**LI 15**）に当てます。右手でパートナーの肘を下からつかみ、腕を支えます。腕を後ろ向きに小さい円を描くように優しく回し、抵抗を感じるまで徐々に円を大きくしていきます。パートナーが痛みを感じるようなら、1周させるのはやめましょう。腕を後ろにやるときに肩髎（**SJ 14**）を押さえた親指に力を入れるようにして、最低でも10回は回してください。

氣

ツボを押しながら回す動きには、関節の動きを滑らかにし痛みを和らげる効果があります。関節の動きがいい人にもお勧めです。

肩、腕、手のマッサージ　その2

今度は体の左半身から始める場合です。96ページまで行ったら右半身のマッサージへ。

ステップ1　肩と腕の裏側で転がす ▷

パートナーの若干左後ろに立ち、パートナーと同じ方向を向いて、右足をイスの上に乗せます。右手でパートナーの左肩の裏側に、片手を使った擦法（中国式でも代替式でも構いません）を行います。左手で手首を持って腕を支え、若干前にひねっておきます。

▽ ステップ2　腕の裏側をつまんでもむ

左肩の筋肉をつかみ、指と手根でしっかりとつまんで少し前に押し出すようにします。このつまんでもむマッサージを手首の方まで行っていきます。次は少し力を弱め、同じことを繰り返します。これは緊張を取り除くのに重要な手法です。

ステップ3　ツボを押す

86ページのステップ3と同様に、肩髎（**SJ 14**）と肩髃（**LI 15**）を、それぞれ親指と中指で強く押します。

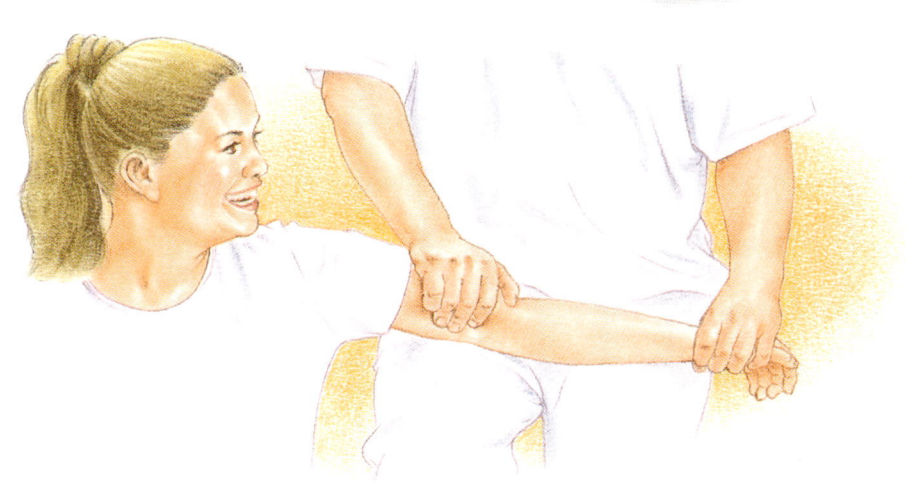

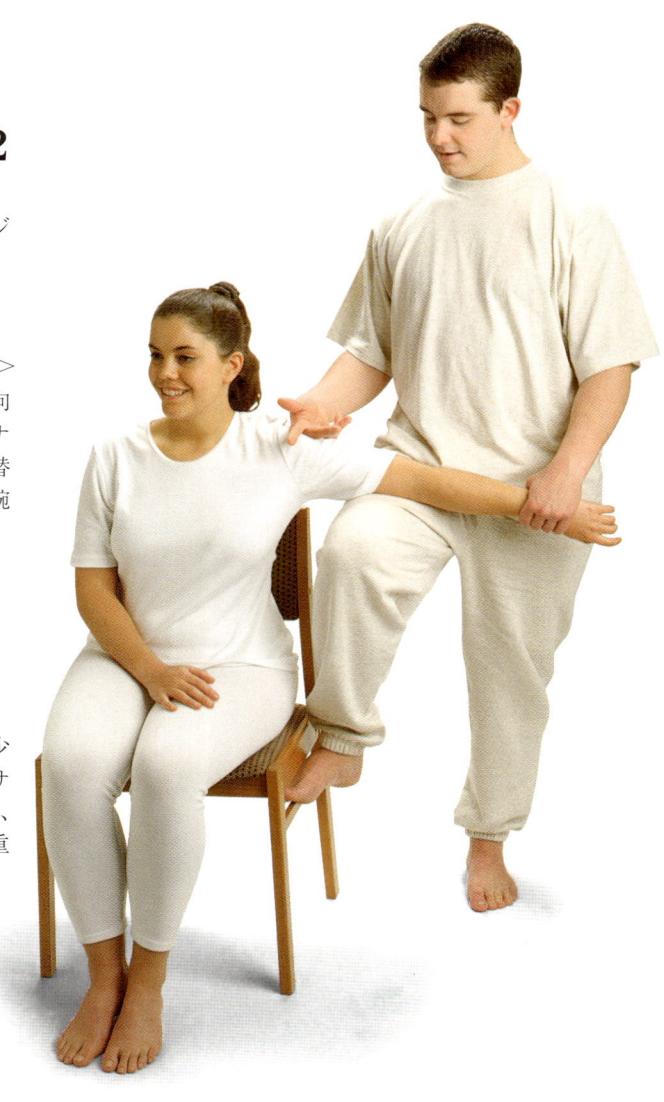

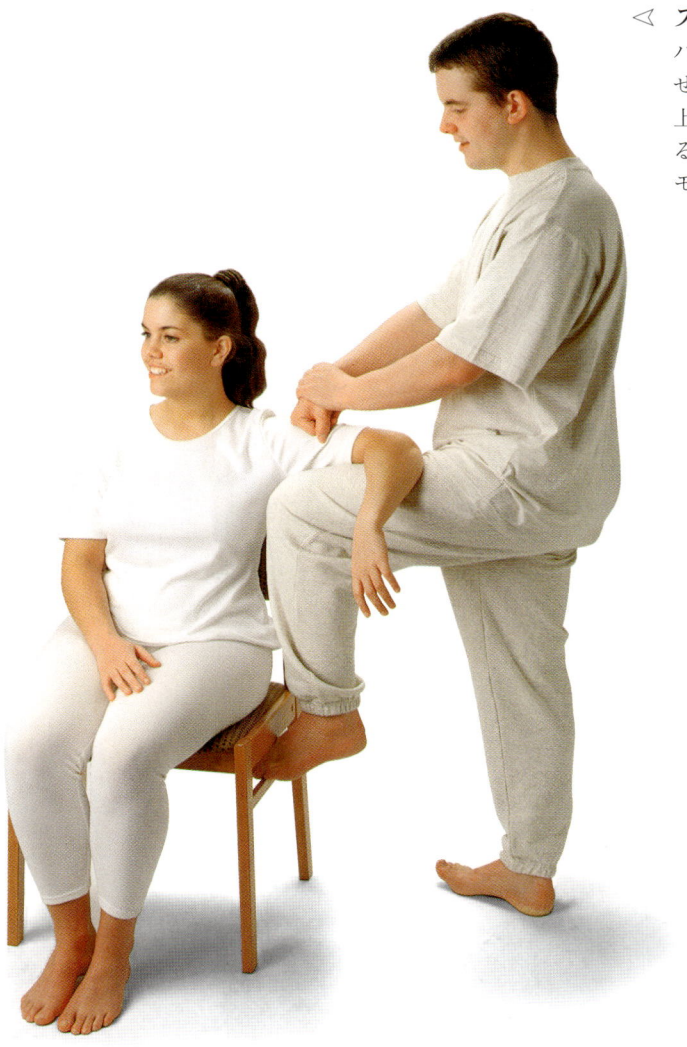

ステップ4　腕の最上部で転がす

パートナーの左肩を前にして立ち、左足をイスに乗せてパートナーの左腕を支えます。あなたのヒザの上で、パートナーの上腕が肘から折り曲げられている状態です。三角筋の上部に沿って、ボディーハーモニクス・ロールを行いましょう。

ステップ5　上腕部をつまんでもむ

肩と上腕の筋肉に、ステップ2と同様のつまんでもむマッサージを行います。右手でつまんだら向こう側に押し出し、左手でつまんだら手前に戻すようにです。

ステップ6　ツボを押す

ステップ3と同様に、肩髃（**LI 15**）と肩髎（**SJ 14**）のツボを押しながらもみます。

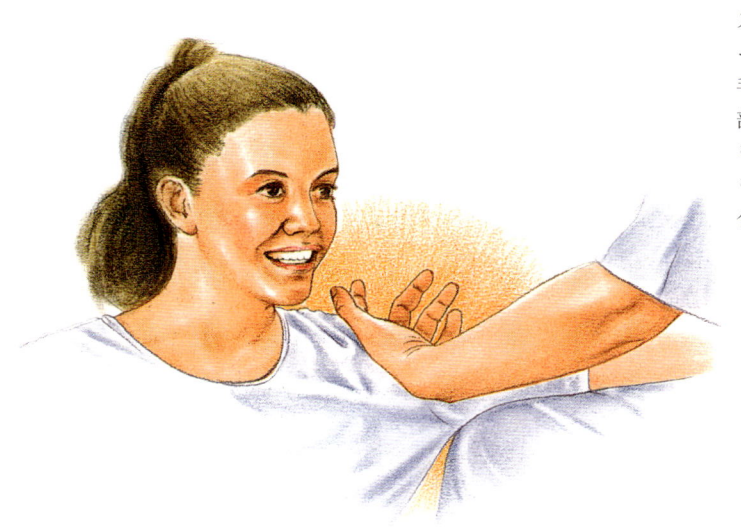

◁ **ステップ7　左肩関節の前面で転がす**
パートナーの左体側を前にして立ち、片足をイスに乗せます。右手でパートナーの左手首を持って腕を支え、肩の前面が前に出るように若干手首を返します。上は大胸筋の上部、下は上腕部までの範囲で、左手を使って揉法（中国式でも代替式でも構いません）を行います。最低でも1分間は続け、この部分に痛みを感じている場合は、さらにもう少し続けましょう。

ステップ8
腕全体にステップ2と同様の、つまんでもむマッサージを行います。ここでは、背中側にしっかりと押し出しましょう。さらに同じマッサージを、少し力を抜いて腕の上から下まで繰り返します。

ステップ9
肩髃（**LI 15**）と肩髎（**SJ 14**）を押しながら、ステップ3と同様のマッサージを繰り返します。

ステップ10～20
88～93ページのステップ10～20を、体の左半身でも同様に繰り返す
両腕、両肩のマッサージが終わったら、首と肩のマッサージに戻って、パートナーがリラックスできていない部分のステップをもう一度繰り返しましょう。

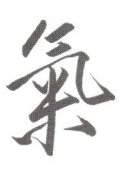

ここまでのマッサージは、気のバランスを取り、パートナーに活力、リラックス感、そして輝きを与えるためのものです。

パート2：肩、腕、手のマッサージ　　97

ステップ21　背中上部を利用してストレッチ ▷

パートナーには両腕を上げて左右の指を組み、手のひらを上に向けて頭上に持ってきてもらいます。パートナーの後ろに立ち、右手の手のひらをパートナーの背中上部（第5胸椎と第6胸椎の付近）に、指先を下に向けてつけます。左手でパートナーの組んだ手をつかみ、腕を優しく手前に引っ張ると同時に右手を前に押し出します。無理に後ろに引っ張り過ぎないように慎重に行いましょう。

注意：年配の人や体の弱い人には、このステップと次のステップ22は行わないこと。

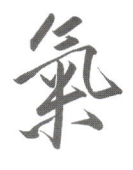

氣　このストレッチは、肩にありがちな筋肉層の緊張を和らげるのに、非常に効果的な方法の1つです。

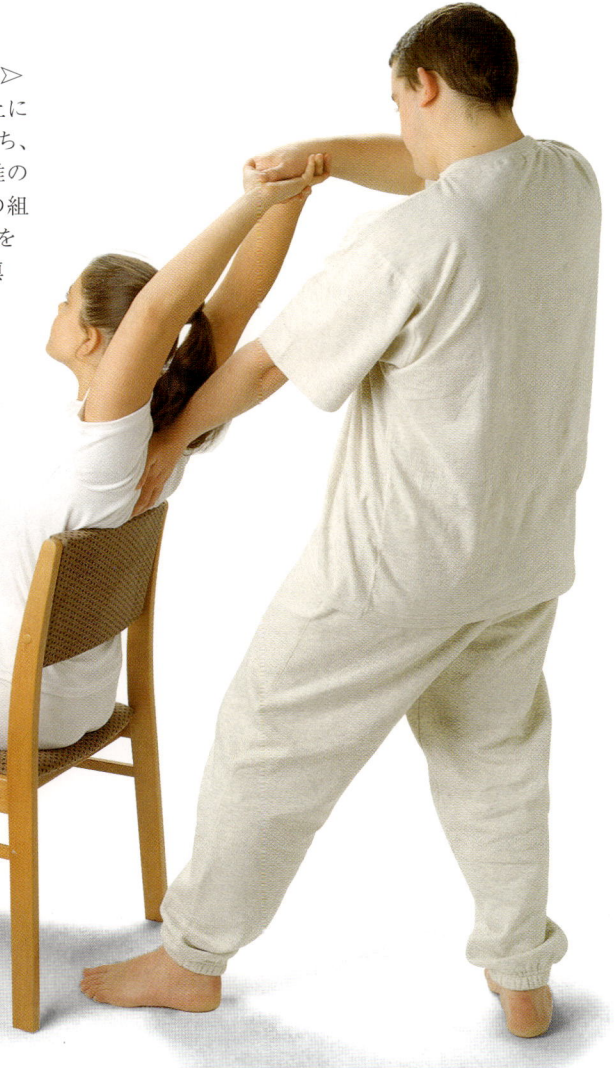

ステップ22　肩のストレッチ ▷

パートナーの後ろに立ち、両手首と親指を、あなたの手で下からそれぞれ握って、腕を頭上に持ってきます。その状態で両腕を外向きに引っ張り、さらに抵抗を感じるところまで後ろに引いていきます。パートナーにはリラックスするように伝え、最低でも15秒間は、そのままの姿勢を保ちましょう。

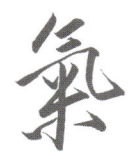

氣

ステップ21と同様、肩甲骨の間の筋肉をリラックスさせながら、肩の前面部分を効果的にストレッチすることができるテクニックです。大胸筋を伸ばす効果もあります。

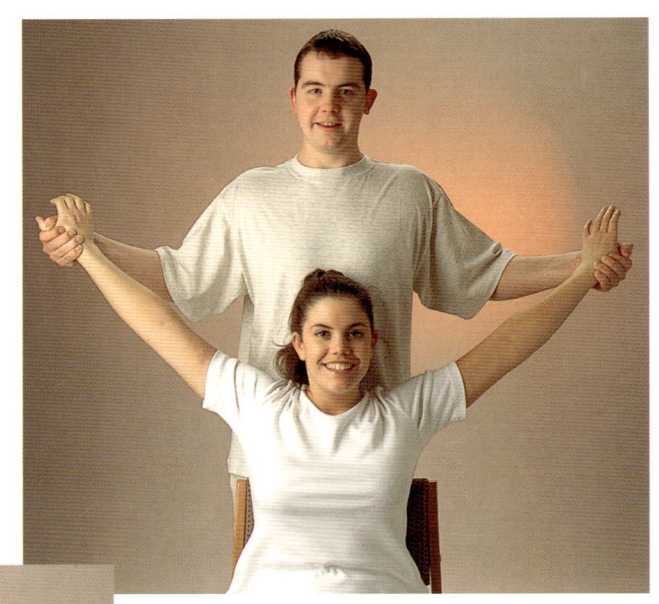

◁ ステップ23
背中を強くなで下ろし、こぶしで叩く

パートナーには、両脚をまっすぐにそろえてイスの手前に腰掛け、できるだけ深く前屈して脚を触ってもらいます。手のひらで、パートナーの背骨の両側を、腰に向かって最低でも5回強くなで下ろします。同様に背骨の上も、力を入れて数回なでてください。次に背骨の両側だけを（背骨の上は除く）、首の方から腰に向かってこぶしでトントンと叩いていきましょう。

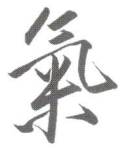

氣

背中下部を柔軟にし、膀胱経と督脈の気のバランスをよくし、パートナーをリラックスさせながら、同時に活力をみなぎらせる効果があります。座った姿勢でのステップの締めくくりにふさわしいマッサージです。

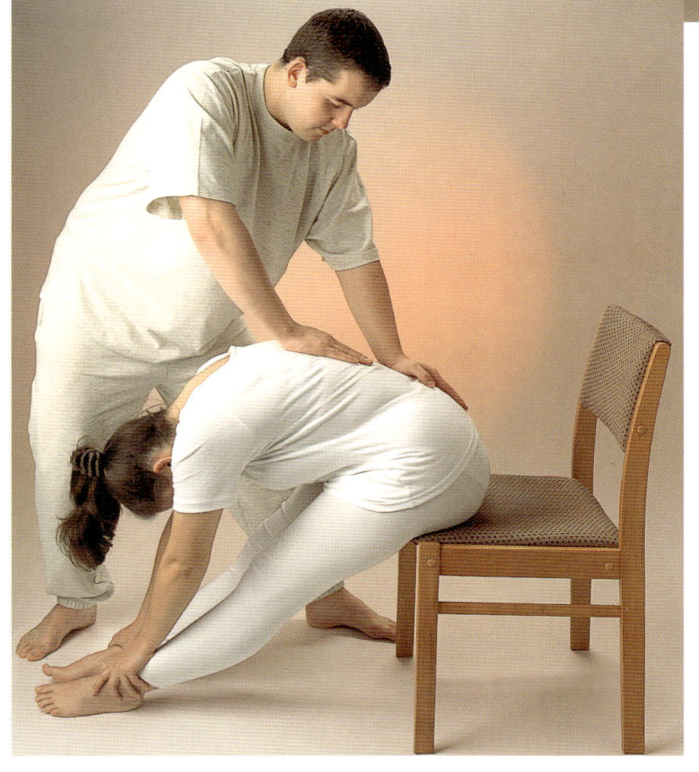

パート3
背中とでん部のマッサージ

　パートナーには、うつ伏せに寝て腕を両脇に置いてもらいます。パート3では、背中にある背兪穴（24ページ参照）を刺激することで、背中上部の緊張を和らげたり、背中下部の痛みや坐骨神経痛を解消したりするためのマッサージを紹介します。ステップ1～7は体の左半身に行うマッサージです。右半身へのマッサージは101ページへ。

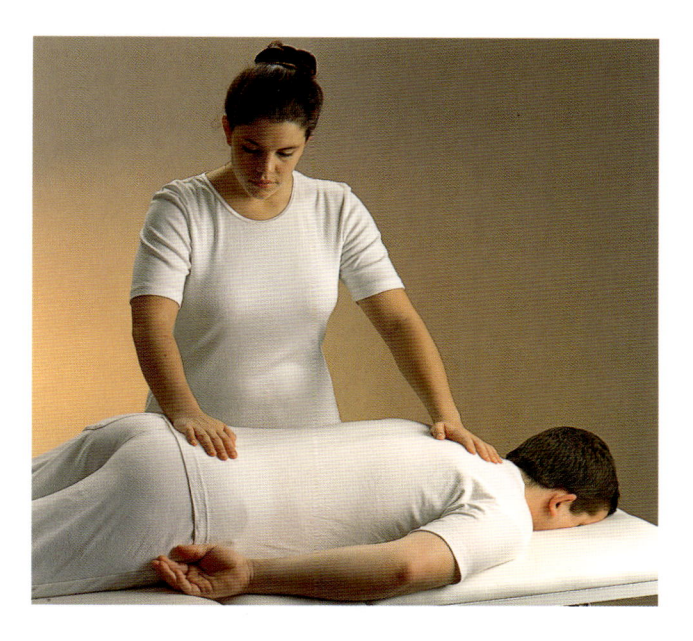

ステップ1　揺らしながら押す ▷
　パートナーの左手側に立ちます。あなたの右手を軽くパートナーの仙骨に当てて股関節を押し、少しずつ左右に揺らす動きに変えていきます。次に左手を左右の肩甲骨の間に置き、背骨の手前の組織を手根で押します。右手では股関節を揺らす動きを続けながら、左手は背骨の方に向かって押し出す動きを、ゆっくりと腰部分まで行っていきます。今度は、背骨の反対側を背骨の向こう側へ向かって押します。背骨の上を直接押さないように気をつけましょう。同様の動きを最高で10回まで繰り返します。

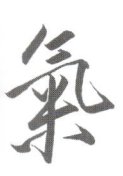

氣　揺らしながら押すマッサージは、眠っている気を目覚めさせ、全身をリラックスさせて、これから行うさらに強い刺激に備える効果があります。

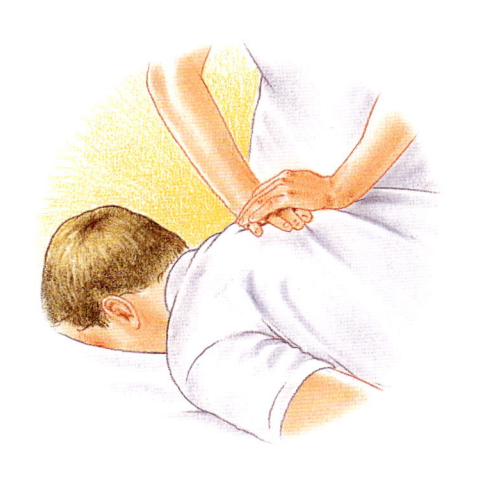

◁ ステップ2　両手でもむ
　左右の手根を横に並べて、背骨と左の肩甲骨との間、肺兪（**BL 13**）と同じ高さに置きます。左手の指を右手の上に重ねます。円を描くように手を動かし、全身にその動きが伝わるまで1ヶ所を約20回強くもみます。同様のマッサージを、まっすぐ仙骨まで行っていきましょう。それを数回繰り返します。

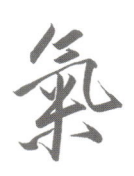

氣　このようなもみ方をすることによって、膀胱経の内側および外側の気の流れが促され、活力が沸き立ちます。

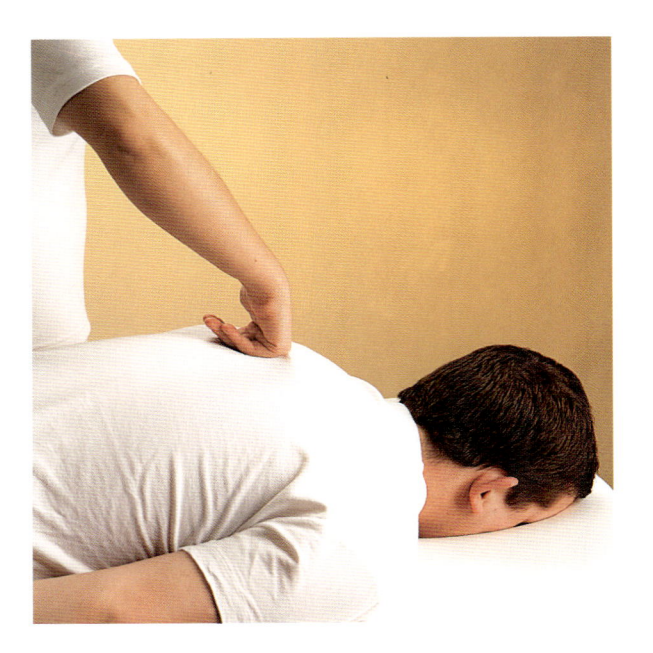

◁　ステップ3　背中全体で転がす

パートナーの左手側に立ち、頭と同じ方向を向きます。右手を背骨と左の肩甲骨の間、第2胸椎と同じ高さに置き、撩法を行いながら背骨の左側を仙骨まで進んでいきます。場所を変えるときは手をずらすのではなく、いったん手を離して次の場所に移り、1ヶ所約30回ずつ転がしましょう。

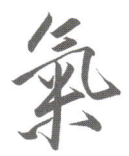

膀胱経に囲まれた部分を刺激するマッサージです。リズミカルな動きがリラックス感を促進し、凝り固まった筋肉をほぐしてくれます。撩法には、気の流れを促進する効果もあります。

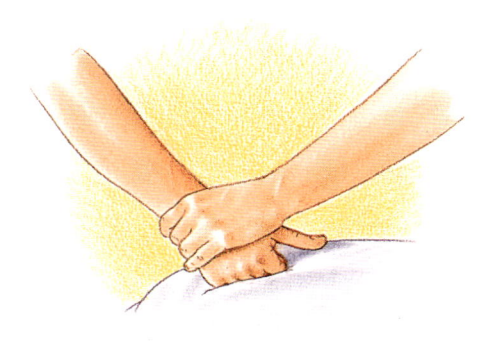

氣

ステップ4　背骨に向かって転がす

◁　パートナーを前にして立ち、背中上部から腰部分まで、両手でボディーハーモニクス・ロールを行っていきます。1ヶ所最低20回は、背骨に向かって転がしましょう。このとき、指の付け根の骨が毎回、棘突起に乗るようにしますが、そこに力が掛からないように注意してください。

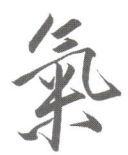

膀胱経に両手で撩法を行うことによって、背中全体の緊張が和らぎます。

氣

ステップ5　背骨に沿って筋肉をほぐす　▷

ステップ4と同じ場所を、今度は背骨に向かって筋肉をほぐすマッサージをします。パートナーに、どのくらいの強さがいいかを聞きながら、下部に行くに従って力を強くしていきます。

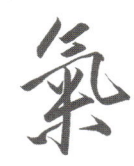

ここまでのステップで、背中の気の流れと、膀胱経の影響を受けているあらゆる臓腑の気の流れが活発になりました。

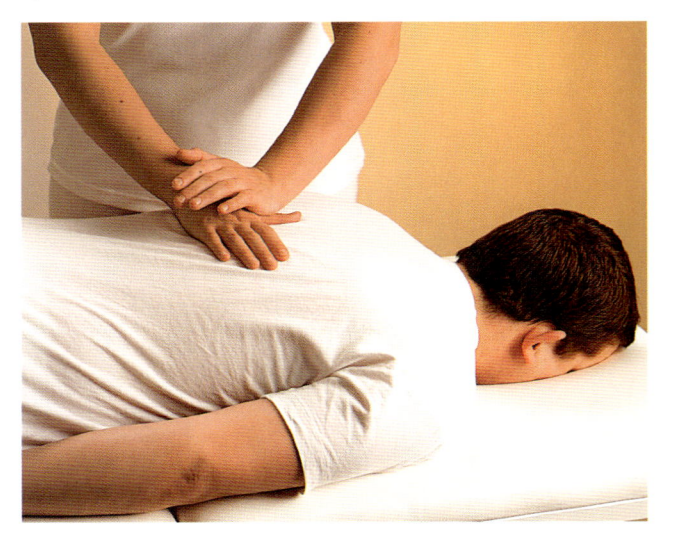

氣

ステップ6　ツボをつまんでもむ ▷

右手の中指と親指を、それぞれ左手の中指と親指に重ね、背骨の両側にある腎兪（**BL 23**）を同時に押します。初めは筋肉をリラックスさせるために軽い力でもみ、そのあとは手首から上の体全体を大きく揺らし、より強い力を込めてもんでいきましょう。さらに同じマッサージを大腸兪（**BL 25**）に対しても行います。このマッサージによって、パートナーは「心地よい痛み」を感じる場合が多いようです。

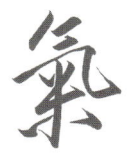

氣　腎兪と大腸兪は、腰部分の気のバランスを維持させるのに非常に重要な働きを持つツボです。腎兪への施術には気のエッセンスの貯蔵場所である「腎」を刺激する効果、大腸兪への施術には便秘や下痢を治す効果があります。

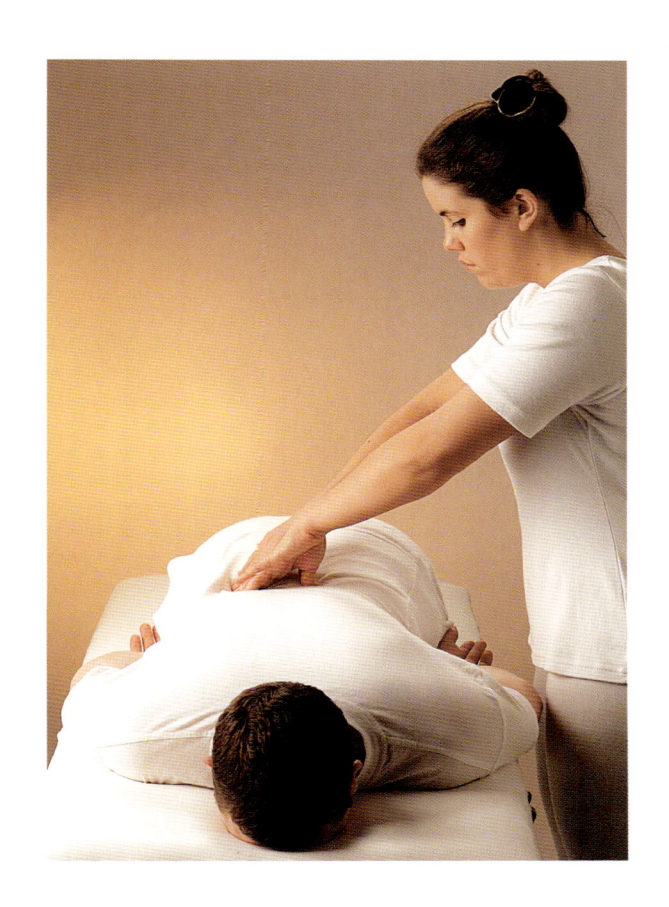

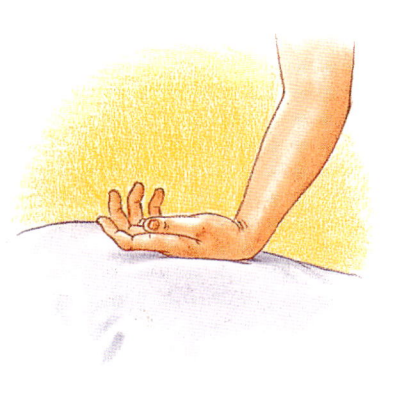

◁ ステップ7　背中で中国式の撩法を行う

どちらか片方の手もしくは左右の手を交互に使って、中国式の撩法を軽く、素早く、背中全体に行います。同じ所は2回までにして、それ以上は転がさないように気をつけます。

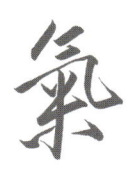

氣　鋭い痛みを伴うステップ6とは対照的に、優しいマッサージです。残っていた緊張はすべて解消され、次のステップへ向けてリラックスした気分になれるはずです。

ステップ1～7を体の右半身に行う

ステップ3を行うときは、利き手を使えるようにパートナーの頭の方ではなく足の方を向き、背骨の手前を転がしていきましょう。

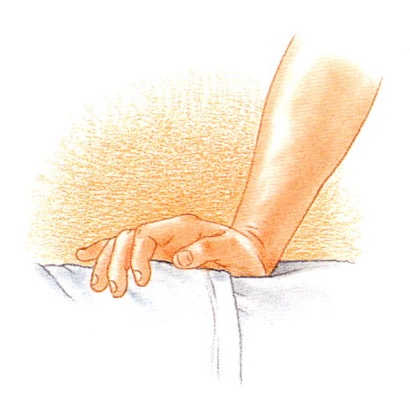

◁ **ステップ8　でん部を押しながらもむ**

パートナーの右手側に立ち、片手または両手を使って、パートナーの右の大でん筋を仙骨の方に向かってもんでつまみます。今度は、でん部全体を前腕でもみ、筋肉をリラックスさせてから、親指または手根を使った押しもみのテクニックで、徐々に大きな力を加えていきます。最後に肘で環跳（**GB 30**）と秩辺（**BL 54**）を、小さな円を描くように押しもみしてください。加える圧力を大きくするために、体を傾け徐々に体重を掛けていくようにするといいでしょう。終わったらパートナーの左手側に移動し、今度は左の大でん筋を同様にマッサージします。

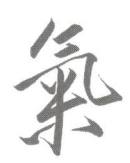

氣　このステップで刺激するツボは、背骨から脚、脚から背骨へと流れる気の出入り口となるツボです。背中下部を柔軟にするには、このように気を発生させるためのマッサージが欠かせません。背中の慢性的痛みを和らげる効果があり、坐骨神経痛の治療にもとても高い効果を発揮します。

ステップ9　背中とでん部を叩く ▷

パートナーの左手側に立ち、でん部と仙骨部分を、手をカップ型にして叩きます。さらに背骨に沿って、首の方まで同様に叩いていきます。でん部と仙骨部分は力を入れて叩き、背骨は優しく叩くようにしてください。同じマッサージを3回繰り返します。次にパートナーの左手側に立ったまま、背骨の両側を、軽く素早い動きで、リズミカルにこぶしで叩いていきます。背骨の上は絶対に叩かないように気をつけてください。最後は背中全体の組織を、手の側面で叩いて終わりです。

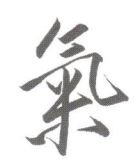

氣　叩くマッサージには非常に高い刺激効果があり、パートナーに体がとても軽くなったような気分を与えます。特に循環機能とリンパの排出機能を刺激します。

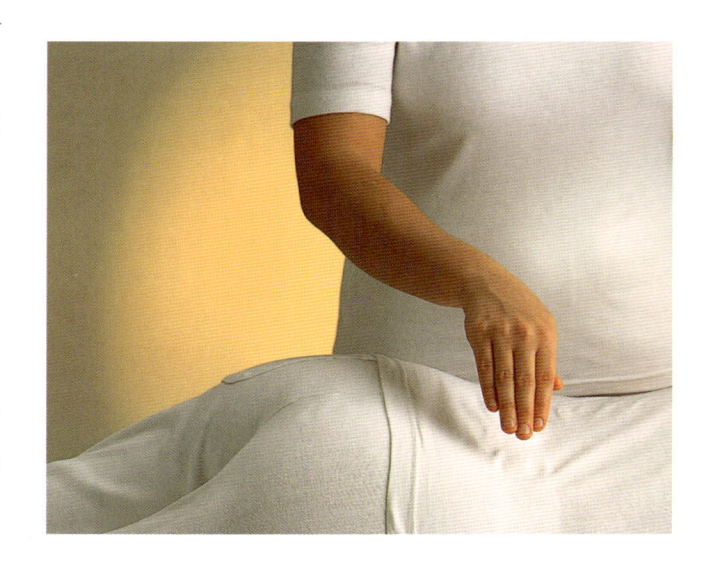

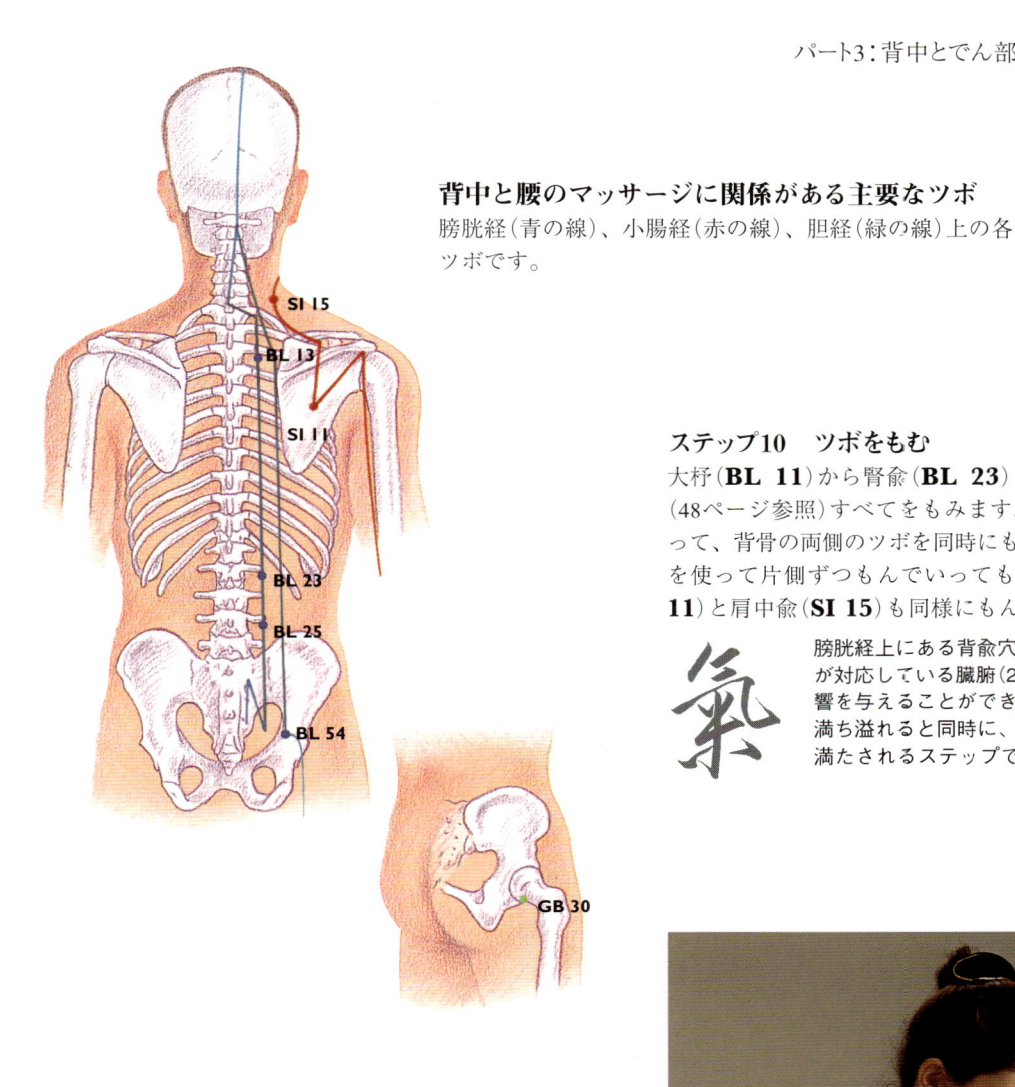

背中と腰のマッサージに関係がある主要なツボ

膀胱経（青の線）、小腸経（赤の線）、胆経（緑の線）上の各ツボです。

ステップ10　ツボをもむ

大杼（**BL 11**）から腎兪（**BL 23**）までの膀胱経上のツボ（48ページ参照）すべてをもみます。左右両方の親指を使って、背骨の両側のツボを同時にもんでもいいですし、肘を使って片側ずつもんでいっても構いません。天宗（**SI 11**）と肩中兪（**SI 15**）も同様にもんでください。

氣　膀胱経上にある背兪穴を刺激すると、それぞれが対応している臓腑（24ページ参照）の機能に影響を与えることができます。体にエネルギーが満ち溢れると同時に、リラックスした幸福感に満たされるステップです。

ステップ11　肩を回す ▷

パートナーの左手側に立ち、パートナーの右腕を持ち上げ、肘を折り曲げて前腕を背中の中心部分に乗せます。前かがみになって、右手をパートナーの肘の下から滑り込ませ肩をしっかりとつかみます。パートナーの肘が、あなたの前腕の一番上に乗るようにしてください。左手でパートナーの右肩を上からつかみ、数回ゆっくりと回します。小さな動きから始めて、徐々に大きく動かしていきます。

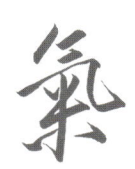

氣　肩から腕への気の流れが非常に活発になり、肩の可動性が改善されるマッサージです。

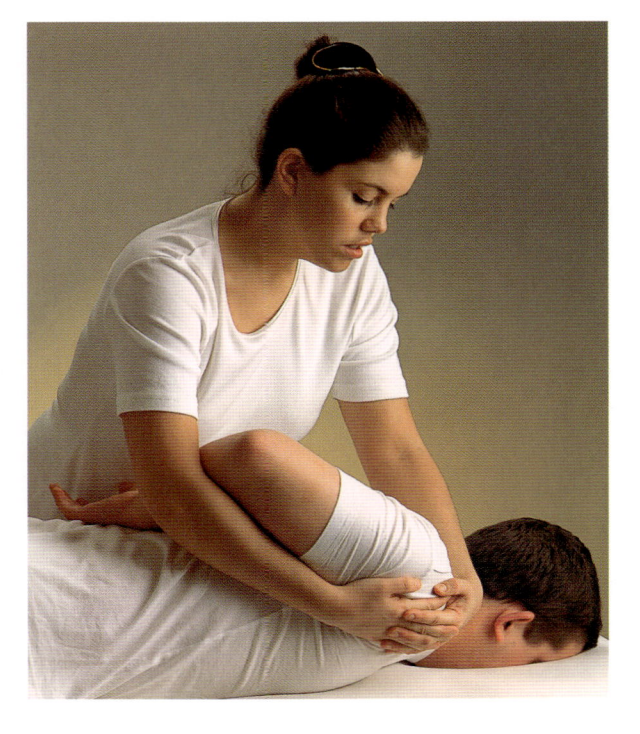

ステップ12　肩甲棘を押しながら肩を引く ▷

ステップ11から引き続き、右手は肩をつかんだ状態で、左手を背中の方に滑らせて、親指を肩甲棘の下端に押しつけ、人差し指を肩甲棘の内端にぴったりとつけるようにします。そのまま肩甲棘の内側と下側を強く押し込みながら、肩を持ち上げます。

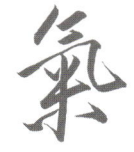

氣　背骨と肩甲棘の間にある菱形筋をリラックスさせ、上半身の緊張を和らげる効果があります。

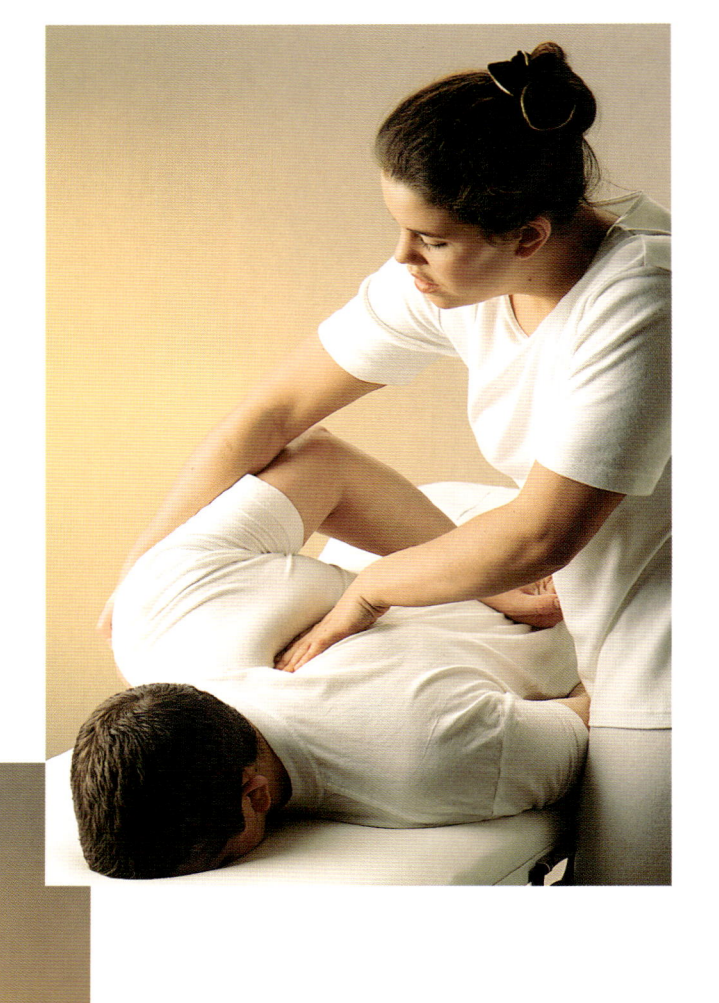

◁ ステップ13　腰を押しながら背中を引く

パートナーの左手側を前にして立ち、左手でパートナーの右肩をつかみます。右の手のひらで腰部分の背骨の手前側をしっかりと押しましょう。体を後ろに傾けて肩を引っ張り上げ、それと同時に背中下部を同じ力で押し込むのです。

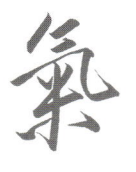

氣　肩関節の動きをスムーズにさせ、結合組織炎や滑液嚢炎を和らげることができる、とても効果的なストレッチです。ひねる動きは、胸椎にもよい影響を与えます。

体の左半身にも、ステップ11～13と同様のマッサージを行う

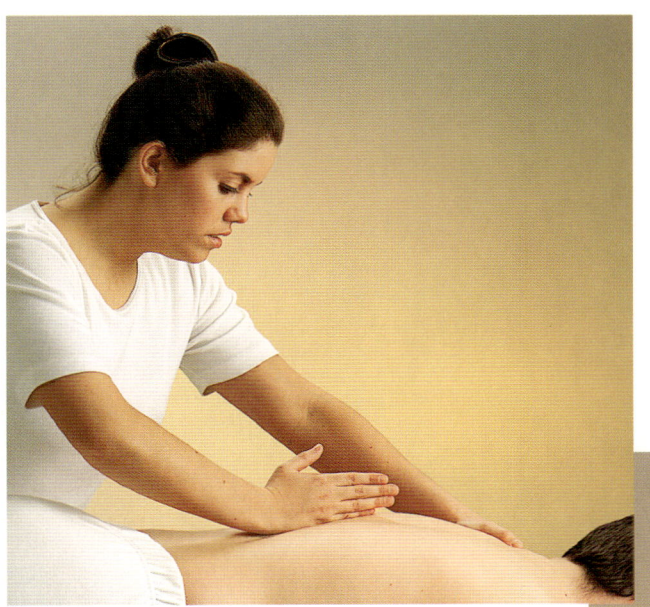

ステップ14　背中を手の側面で摩擦する

このステップは、服を脱いで肌にマッサージオイルを少量塗り、皮膚に直接行った方が効果的です。パートナーの左手側に立ち、背骨の両側を交互に素早く手の側面でさすっていきます。力を込めて端から端まで手を一気に動かし、片側最低20回はさすりましょう。次に両手の側面を使って、仙骨部分を最低50回、素早く短い動きでさすります。

手の側面で摩擦するマッサージは、膀胱経と腎経を刺激する効果があります。脚の経絡内に気が活発に流れるようになるので、仙骨部分から足に熱が伝導されます。

ステップ15　前腕で背中を摩擦する

まずパートナーの背中の中心部に、あなたの左右の前腕をそろえて置きます。そして体重を乗せて強く押しながら、腕を外側に離していって背中全体をさするのです。次に、パートナーの右手側に移動し、背中の右側を同じ力で刺激していきます。

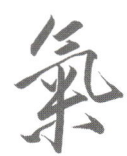

背中を優しく伸ばし、筋肉を芯からリラックスさせる効果があります。

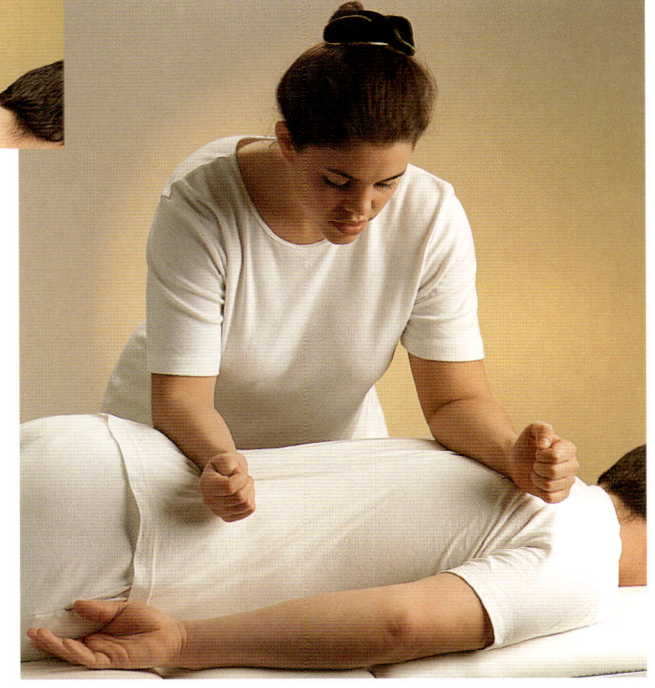

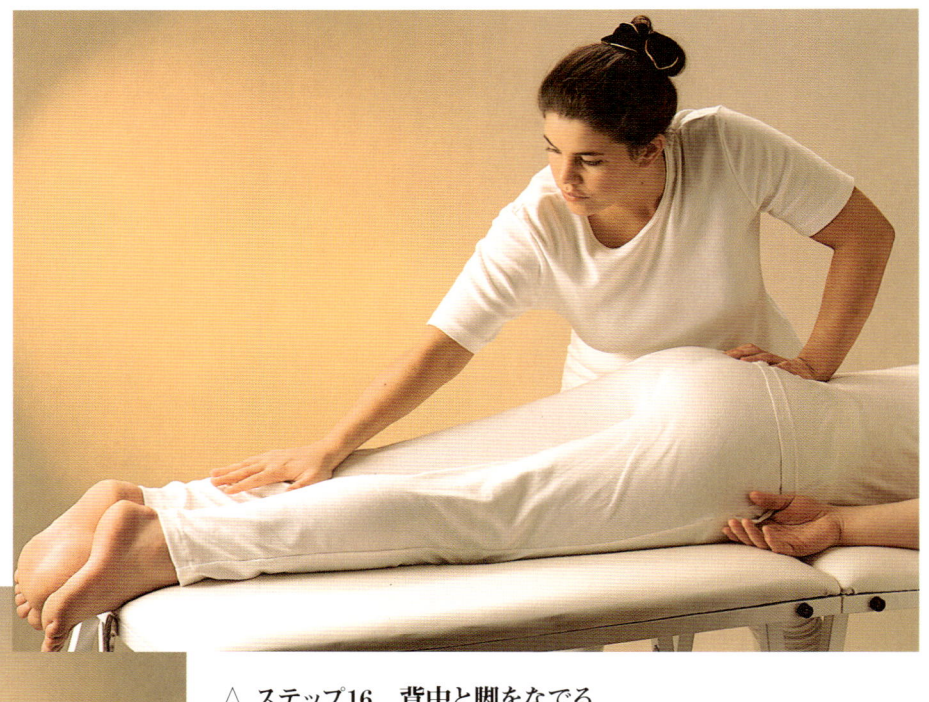

△ ステップ16　背中と脚をなでる

パートナーの左手側に立ち、首の付け根部分の背骨に沿って、右手の指を足のほうに向けて置きます。そして強く押しながら、体の正中線を仙骨に向かってなで下ろします。次に、再び肩の位置まで戻り、今度は背骨の両側をでん部、脚へとさすっていきます。足首まできたら、中指と親指でそれぞれ崑崙（**BL 60**／49ページ参照）と太谿（**K 3**／46ページ参照）を強くつまみましょう。

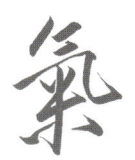

氣　体にマッサージ効果を吸収しやすくするさすり方です。膀胱経に流れる気を導いて、腎の陰と膀胱の陽のバランスを取ることによって、非常に落ち着いてリラックスした気分にさせてくれます。

△ ステップ17　背中を摩擦する

首の付け根から仙骨まで背中の表面全体を、右の手のひらで大きな円を描くようにさすります。次に同じ所を、両手を左右反対方向に動かしながら、軽くさすりましょう。肩から始め、背中を下っていき、でん部を越えて脚の裏側も足首までさすっていきます。手を素早く動かしながら、自分の好きなだけこのマッサージを繰り返してください。

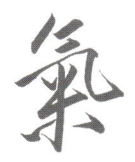

氣　気の自然な流れを取り戻し、気分を落ち着かせるのにとても効果が高いさすり方です。

パート4
脚の裏面と足の裏のマッサージ

まず片脚に1～8までのステップを行い、そのあと反対の脚にも同様に行ってください。

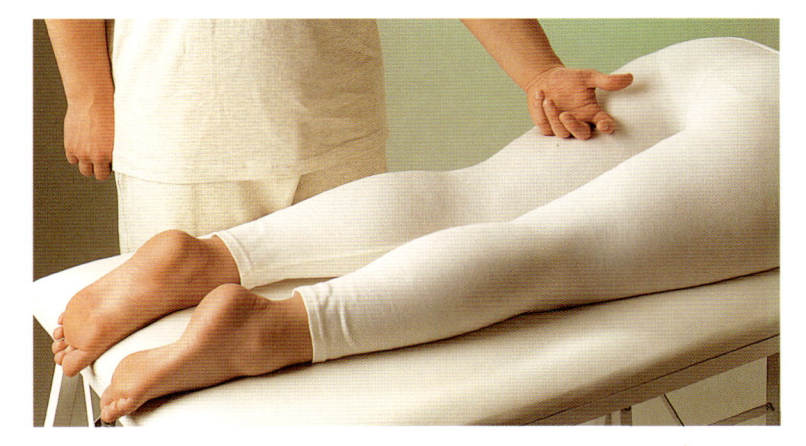

◁ **ステップ1　脚で転がす**

パートナーにはうつ伏せに寝てもらい、その横に立って手前側の脚に、中国式の撩法、もしくはボディーハーモニクス・ロールを行います。でん部の下から始めて足首まで、少なくとも2回は繰り返しましょう。

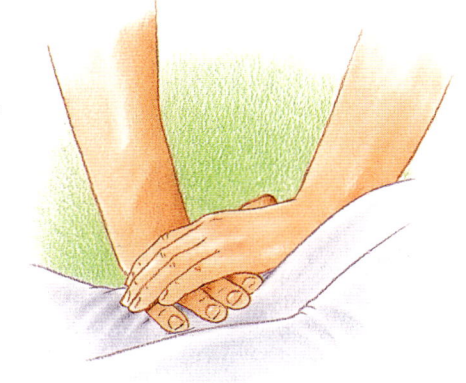

ステップ2　脚をもむ ▷

どちらか片方の手の手根を使い、でん部の下から足首までを、横向きに強くもんでいきます。その次は両手を使って、同様にもんでください。

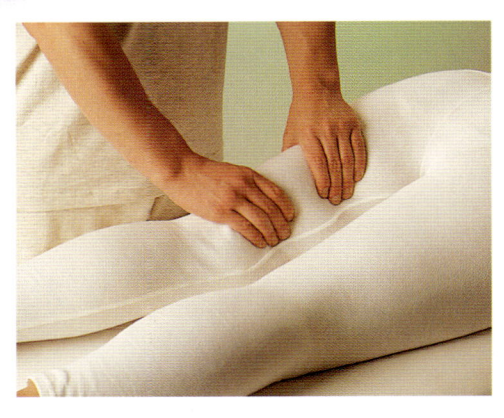

ステップ3　脚をつまむ ▷

手全体を使って、軽くつまむマッサージから始めてください。手前に親指、向こう側にそれ以外の指がくるように太ももをはさみ、同じ力で優しく足首までつまんでいきましょう。同様のマッサージを、5回以上続けます。次は両手を横に並べ、より強い力でつまむマッサージを数回繰り返してください。

108 　全身健康推拿

脚の裏面と足の裏のマッサージに関係がある主要なツボ

膀胱経(真ん中の図の青い線)、腎経(右の図の青い線)、胆経(緑の線)上の各ツボです。

ステップ4　ツボを押しながらもむ

親指または肘を使って、承扶、殷門、委中、承山(**BL 36,37,40,57**)を回しもみしながら押します。パートナーの反応を感じながら、徐々に力を強くしていくようにしましょう。さらに崑崙(**BL 60**)と太谿(**K 3**)を中指と親指でそれぞれ同時にもみます。

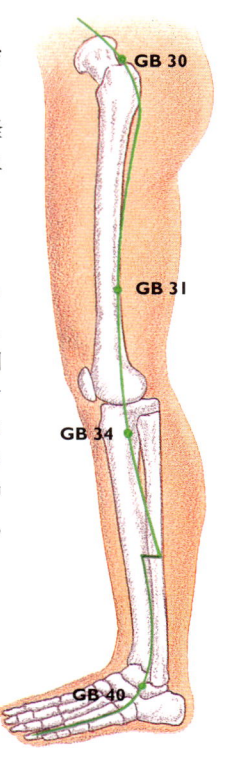

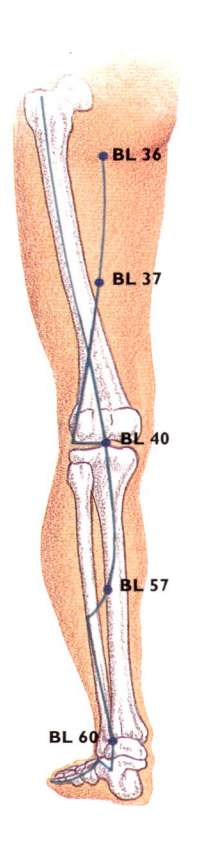

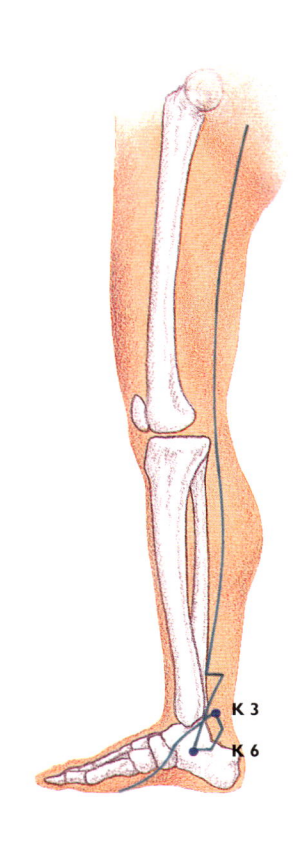

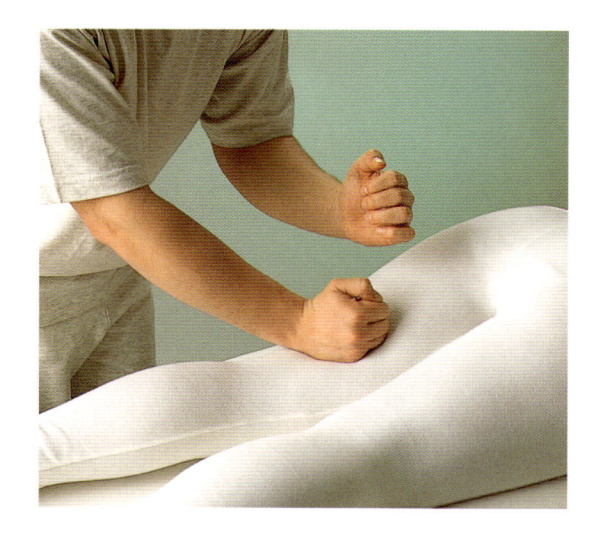

＜ ステップ5　脚を叩く

両手の側面またはこぶし、もしくはその両方で叩きます。でん部の下から、脚の裏面の中心線を足首まで、次は脚の外端の方を同様に叩いていきます。脚の裏面全体を上下に行ったり来たりしながら、両脚ともそれぞれ2〜3回ずつ繰り返します。片手をカップ型にして叩いてもいいでしょう。

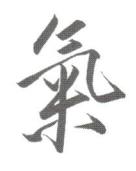

脚が非常に軽くなるマッサージです。脚の緊張や、筋肉と腱の痛みを和らげ、特定の坐骨神経痛と背中下部の痛みを取り除く効果があります。

ステップ6　カエル脚のポーズ ▷

片脚を少し持ち上げ、ヒザを曲げて外側に押し出し、足の裏をもう片方の脚のヒザ裏に持ってきます。折り曲げた脚に、回したりもんだり、つまんだり叩いたりといったマッサージを行い、さらに環跳、風市、陽陵泉（**GB 30,31,34**）を押しながらもみます。

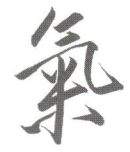

胆経に影響を与え、坐骨神経痛に絶大な効果をもたらすマッサージです。陽陵泉は、主に全身の筋肉および腱の不調を解消するときに使うツボです。

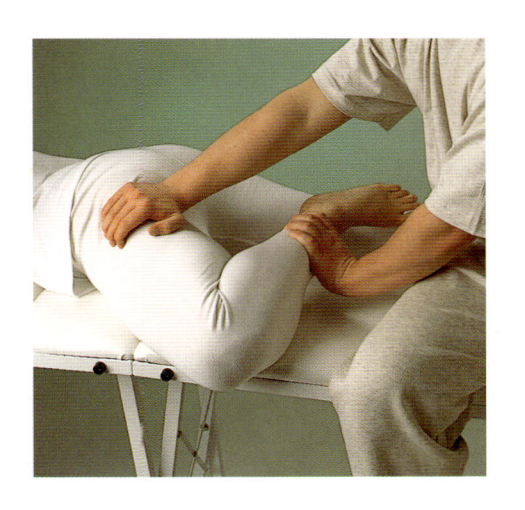

◁ ステップ7　脚を上げて腰を押しながら股関節を回す

片手を背骨の手前側の大腸兪（**BL 25**）に当てます。そこを押しながら、もう片方の腕の前腕でパートナーのヒザのすぐ上を支え、脚をまっすぐに持ち上げます。抵抗を感じる所まで脚を持ち上げたら、小さな円を描くように回しましょう。一呼吸おき、腰に置いた手を押し込みながら、さらに脚を高くまで持ち上げます。その状態を数秒保ち、それから脚を下ろします。

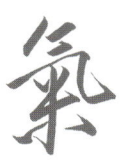

股関節とヒザの動きを潤滑にするマッサージです。椎間板ヘルニアや坐骨神経痛、背中下部の痛みにとても効果的です。

◁ ステップ8　脚を曲げながら腰を押す

片手を仙骨の上に乗せ、手の小指側の端が腰椎部分に触れるようにします。もう片方の手でパートナーの両方のつま先を持ち、両脚をでん部の方に折り曲げます。10秒間、背中を強く押しながら足の裏を下に押し付けます。

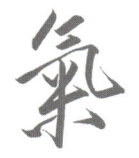

背中下部から腸骨仙骨部分の痛みを治し、骨盤部分の気の流れを刺激するマッサージです。

**もう片方の脚にも、ステップ1～8と
同様のマッサージを繰り返す**

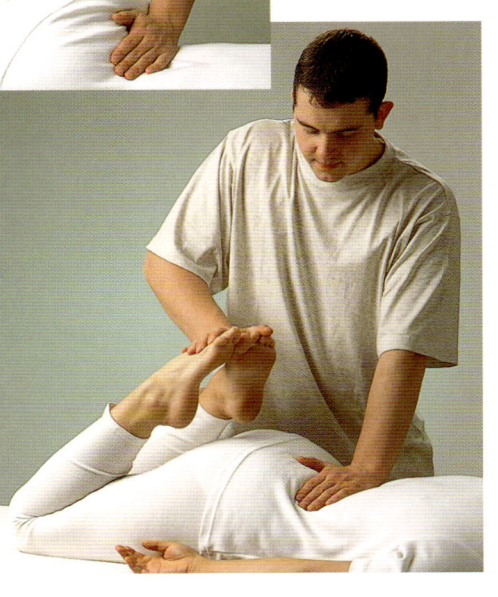

9〜13のステップも、片足ずつ行いましょう。

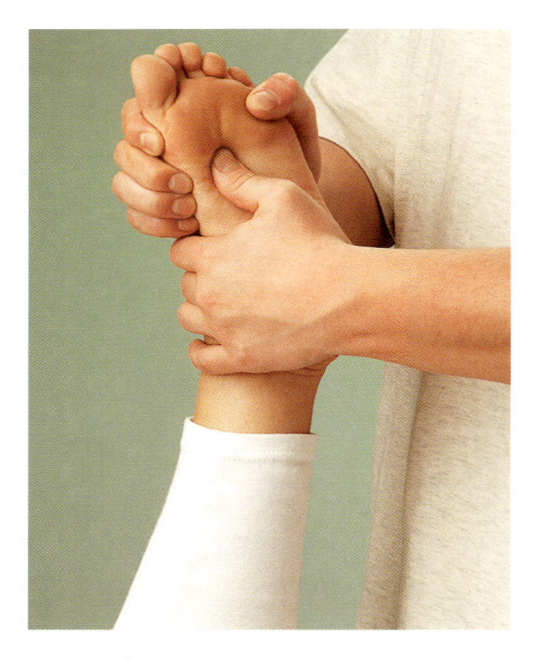

ステップ9　親指でもんで、こぶしで叩く ▷

パートナーにはうつ伏せに寝てもらい、手前の脚をヒザ下から持ち上げ、足の裏を手前に向けます。片手でつま先を支え、もう片方の手の親指で足の裏全体を強くもみます。そしてさらに、軽くにぎったこぶしの側面で、足の裏全体を叩きましょう。

ステップ10　足を回す ▷

足首を裏側からつかみ、丘墟（**GB 40**）と照海（**K 6**）をそれぞれ親指と中指で押します。もう片方の手でつま先を持ち、できるだけぐるりと円を描くように内側に回しましょう。逆周りも同様に繰り返してください。

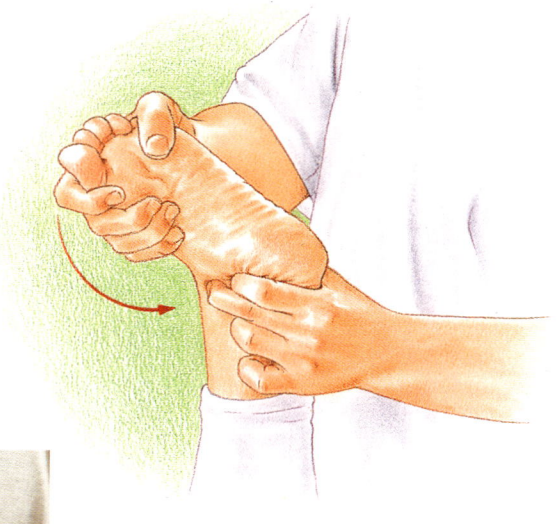

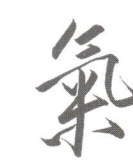

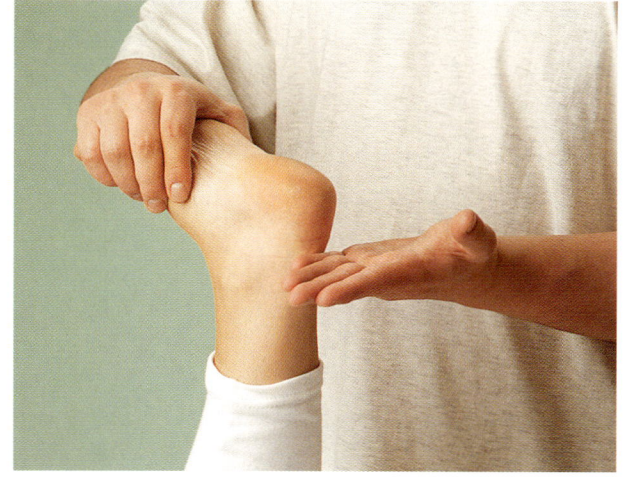

氣

足首を通る6本の経絡内の気の流れを、とても効果的に刺激することができるマッサージです。

◁ ステップ11　アキレス腱を手の側面で叩く

足の前半分を持ち、つま先を反らせてアキレス腱を伸ばします。もう片方の手を水平にして指を少し開き、小指部分で軽くアキレス腱を叩きます。

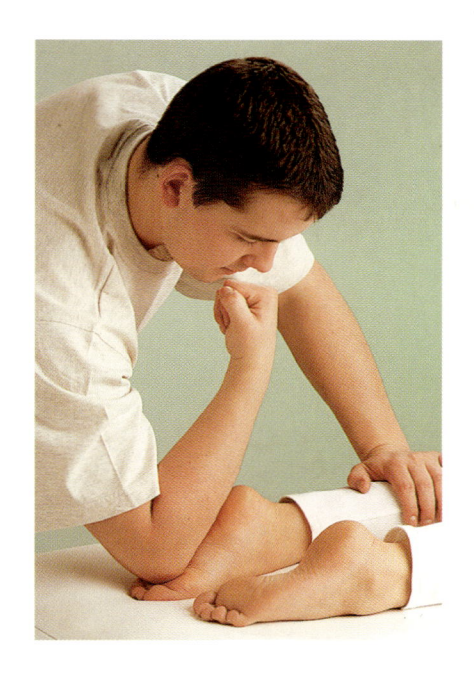

パート4：脚の裏面と足の裏のマッサージ　　111

◁　**ステップ12　足をもんで、こぶしで叩く**
足を下ろし、親指または肘を使って足の裏を強くもみます。湧泉（**K 1**／46ページ参照）は最低でも30秒間はもみましょう。さらに足の裏全体を、こぶしで力強く叩きます。

ステップ13　足の裏を手の側面で摩擦する　▷
片手で下腿部を押さえ、足の裏を力強く手の側面でさすります。湧泉（**K 1**）を斜めに横切るような動きで、最低でも30秒間は続けましょう。

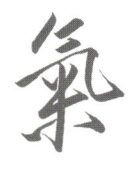

氣　足は、マッサージにとてもよく反応します。足の裏の湧泉を推拿療法で刺激すると、気が足元に下りてきて、非常に落ち着いた気分になれます。

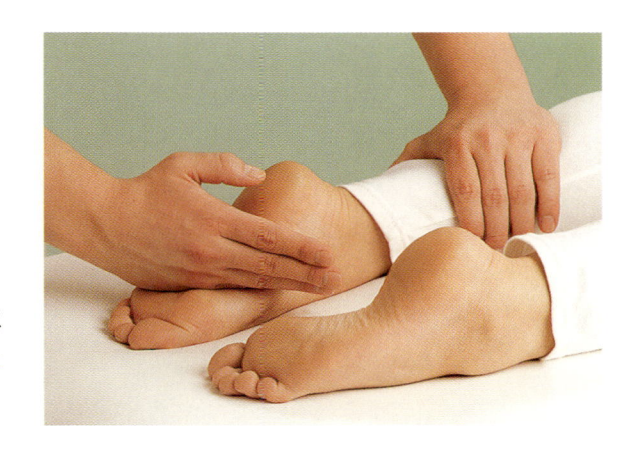

もう片方の脚にも、ステップ9〜13と同様のマッサージを繰り返す

ステップ14　脚を横に振る　▷
左右両方の足首を下からつかみ、少し持ち上げます。体を後ろに倒して、持った脚を優しく引っ張った状態で、股関節と背骨が軽く揺れるように、両脚一緒に横方向に振ります。最低でも20秒間は振りつづけてください。

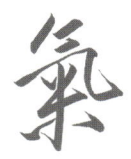

氣　股関節を緩め、背骨の周りの筋肉をリラックスさせるテクニックです。

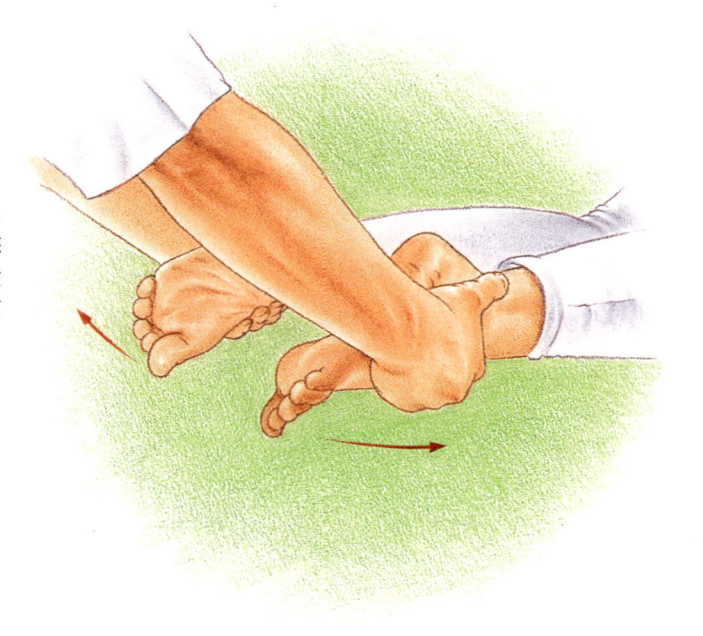

パート5
背中下部、でん部、脚のマッサージ

まず体の片側でステップ1、2を行い、次に反対側でも同様に行いましょう。

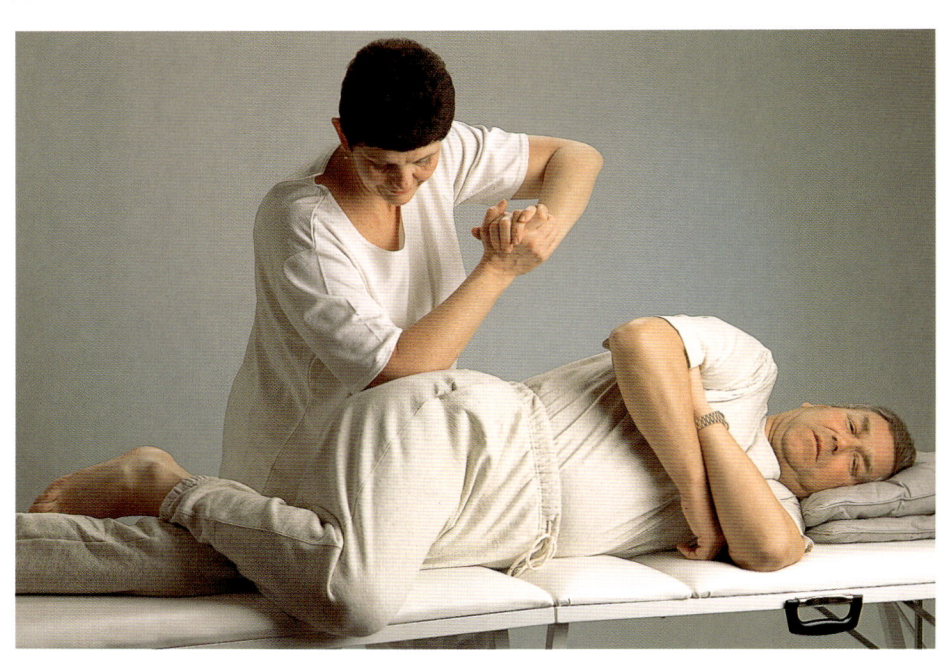

△ ステップ1　ツボを押しながらもむ

パートナーには左を下に寝てもらい、頭を小さな枕に乗せて支えます。左脚はまっすぐに、右脚はヒザから曲げて太ももが体と垂直になるように引き上げます。あなたはパートナーの後ろに立って右側の腰を見下ろすようにかがむか、パートナーの腹部の横に座るかして、肘で環跳（**GB 30**）を最低でも2分間、小さな円を描くようにもみます。最初は軽くもみ、徐々に体重を乗せていくようにしてください。次に、折り曲げた方の脚を、上から下まで手全体でつまみ、手根を使ってもんでいきます。風市（**GB 31**）は押しながらもみます。

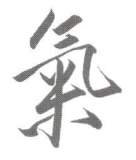

環跳を強くもまれるとつらいのですが、どんなに重症の坐骨神経痛も和らげてくれる効果があるのです。

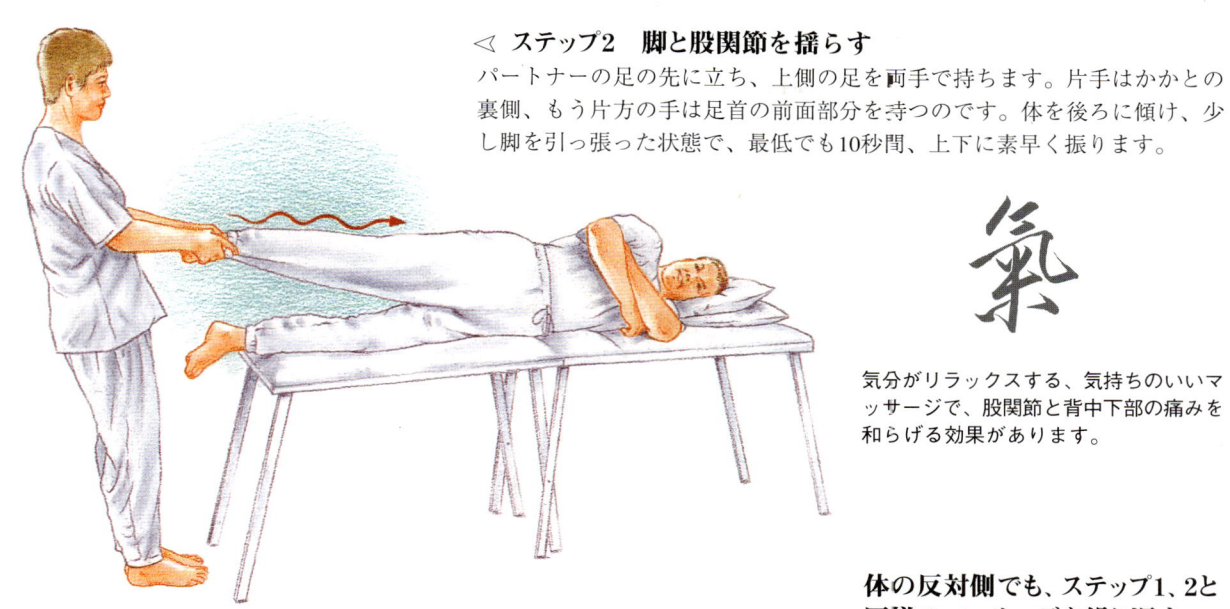

パート5：背中下部、でん部、脚のマッサージ　113

◁ **ステップ2　脚と股関節を揺らす**
パートナーの足の先に立ち、上側の足を両手で持ちます。片手はかかとの裏側、もう片方の手は足首の前面部分を寺つのです。体を後ろに傾け、少し脚を引っ張った状態で、最低でも10秒間、上下に素早く振ります。

氣

気分がリラックスする、気持ちのいいマッサージで、股関節と背中下部の痛みを和らげる効果があります。

体の反対側でも、ステップ1、2と同様のマッサージを繰り返す

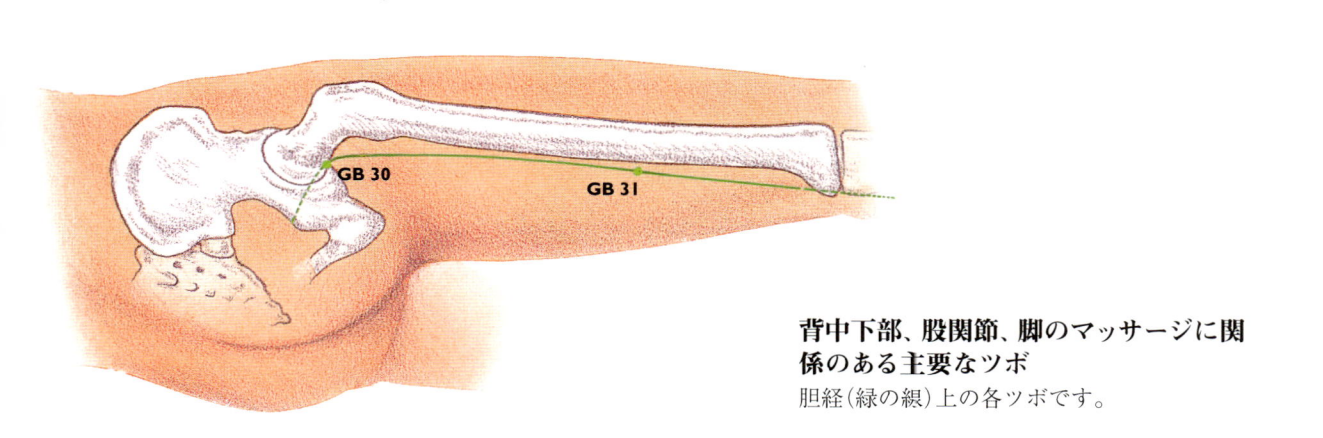

GB 30　　GB 31

背中下部、股関節、脚のマッサージに関係のある主要なツボ
胆経（緑の線）上の各ツボです。

パート6
脚の前面と足の甲のマッサージ

まず片脚に1～8までのステップを行い、そのあと反対の脚にも同様に行いましょう。

ステップ1　脚の前面 ▷

パートナーには仰向けに寝てもらい、107～8ページのパート4のステップ1、2、3と5の、転がす、もむ、つまむ（右図参照）、叩くマッサージを行います。さらに、髀関、梁丘、足三里、豊隆（**ST 31,34,36,40**）を押しながらもみましょう。

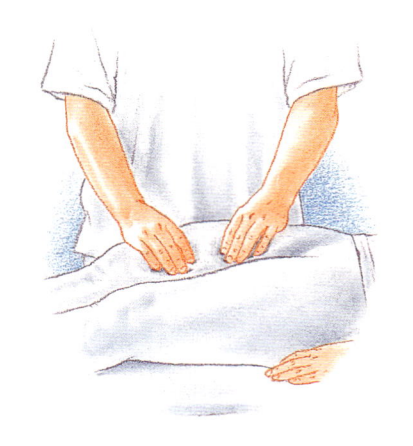

◁ ステップ2　曲げた脚の内側

脚を外側に折り曲げ、足の裏を伸ばしている方の脚につけます。そして曲げた方の脚の内側を、手のひらで押し、そのあともんでつまむマッサージを行います。（**SP 6,9,10**）

注意：妊娠中は三陰交（**SP 6**）を刺激しないこと。

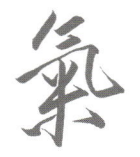

ステップ1には、股関節と脚の可動性および腎臓と腸の機能を改善し、結核性の咳や痰を和らげる効果があります。ステップ2は、月経前症候群、生殖障害、むくみ、不眠症、不安感、そして肌の不調に効果的です。

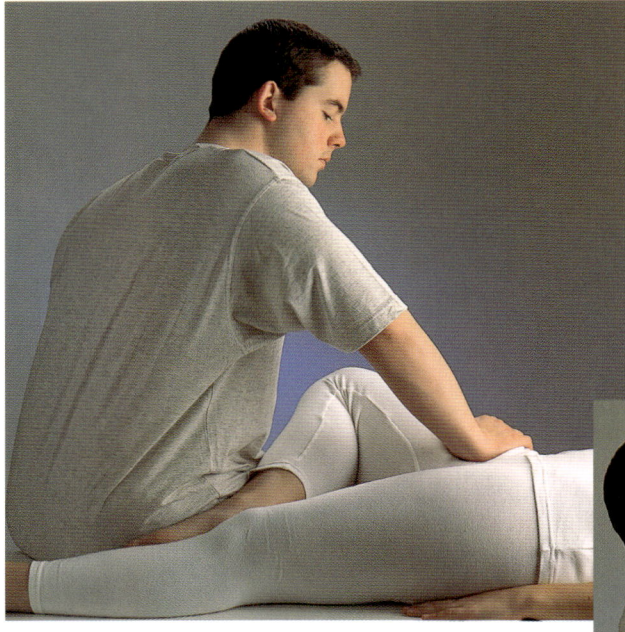

ステップ3　ふくらはぎを押す ▷

折り曲げていた方の足の裏を伸ばしている脚のヒザの位置までずらし、ヒザを起こします。ヒザを立てた方のつま先の上に座り、両手をふくらはぎの裏側に入れて、自分の方に押し出します。さらに承山（**BL 57／**49ページ参照）を指でもみましょう。

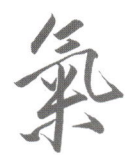

ふくらはぎの筋肉を強く押すことによって、ヒザから下の緊張、けいれん、坐骨神経痛による痛みが和らぎます。

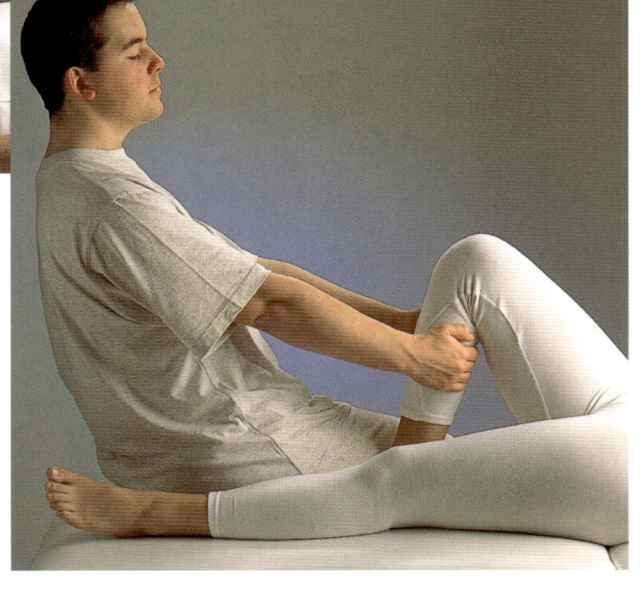

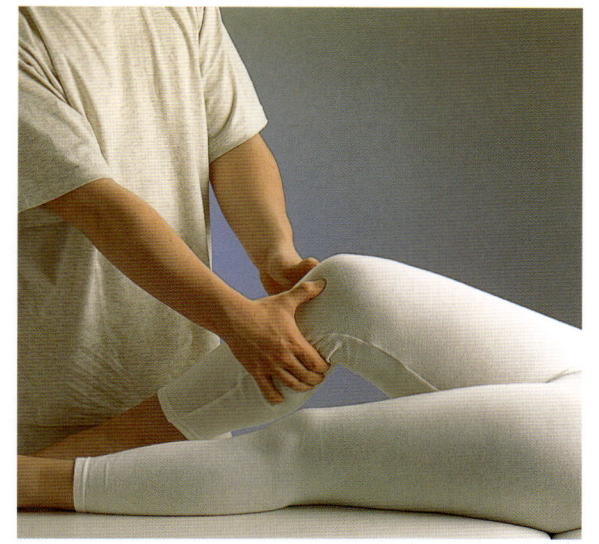

パート6：脚の前面と足の甲のマッサージ　　115

◁ **ステップ4　ヒザを押しながら伸ばす**
脚を伸ばした状態で、膝蓋骨のすぐ下にある2つのくぼみを探します。外側のくぼみが、犢鼻（**ST 35**）です。左右の親指以外の指でふくらはぎ上部を下から支え、両親指で2つのくぼみをそれぞれ押します。次に、ヒザを30センチほど持ち上げます。もう一度くぼみを強く押し、脚を少し自分の方に引き寄せます。この動きを数回繰り返しましょう。

　　ヒザの痛みを和らげ、その動きを滑らかにするマッサージです。

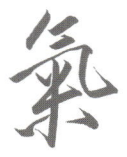

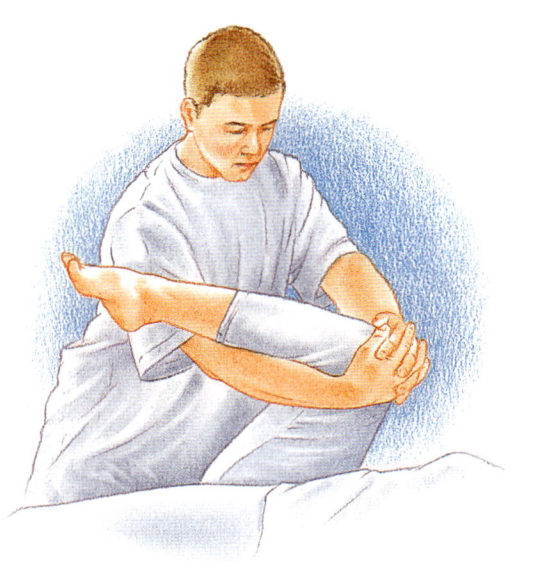

氣

脚の前面と足の甲のマッサージに関係のある主要なツボ
胃経（右側の黄色の線）、肝経（緑の線）、腎経（青の線）、脾経（左側の黄色の線）上の各ツボです。

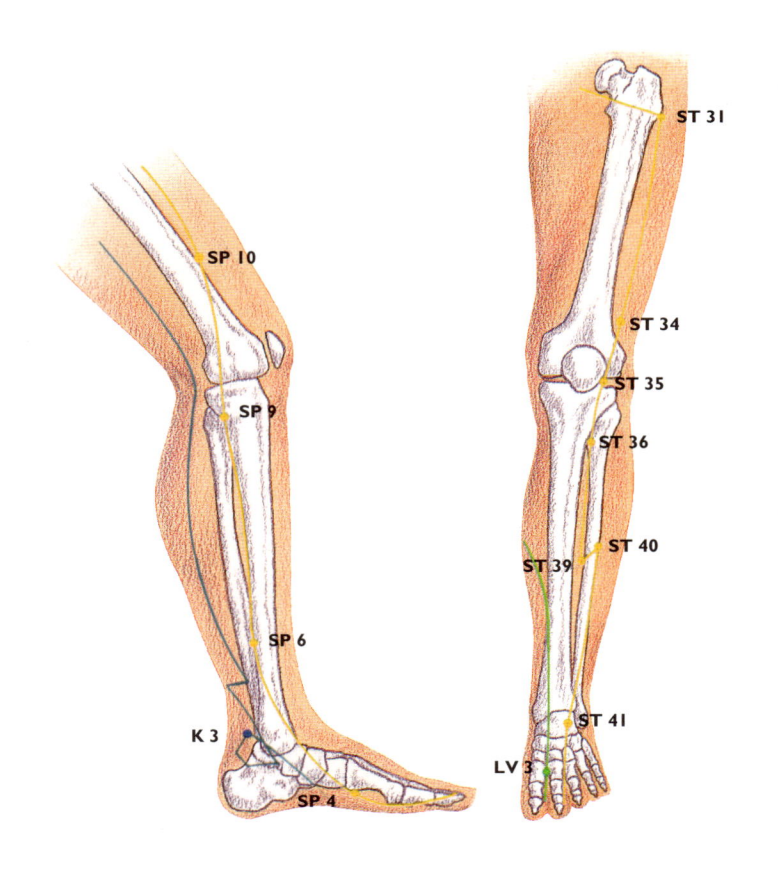

△ **ステップ5　股関節を回す**
パートナーの右の下腿部を、あなたの前腕の上に乗せ、両手の指を組んでそのヒザの頭を支えます。前かがみになり、パートナーの太ももを、最初は小さな円を描くように回し、痛みを感じさせない程度に徐々にその円を大きくしていきます。

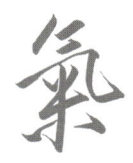

氣　股関節の動きが悪い場合や、股関節の関節炎、坐骨神経痛による脚の付け根の痛み、腰痛、腸骨仙骨部分の痛みにとてもよく効くマッサージです。

ステップ6 ヒザと股関節を思い切り曲げる ▷

パートナーのヒザを胸部の方に曲げ、すねが水平になるようにします。前腕をすね上部に置き、もう片方の手は足首を上からつかんだ状態で、パートナーの脚にあなたの体重を乗せて数秒間押し付けます。脚をしっかりと折り曲げたまま、でん部を軽く握ったこぶしで叩きましょう。

緊張、もしくはけいれんしているハムストリングの治療に効果的なマッサージです。

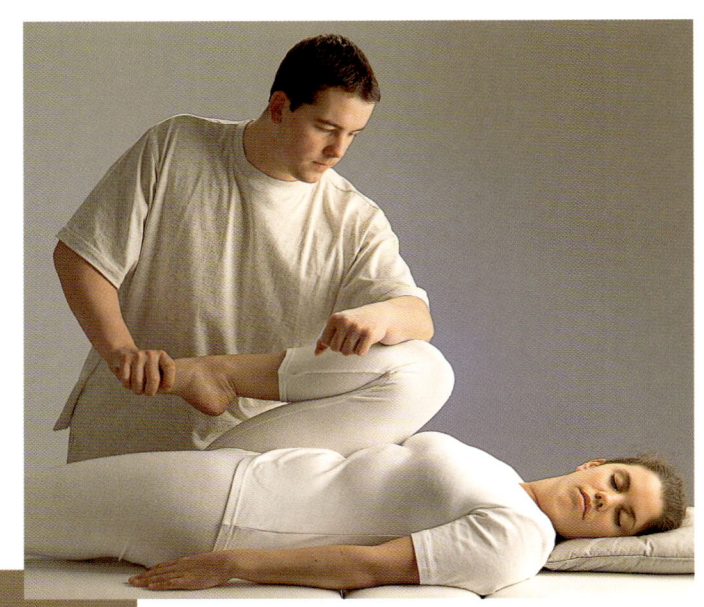

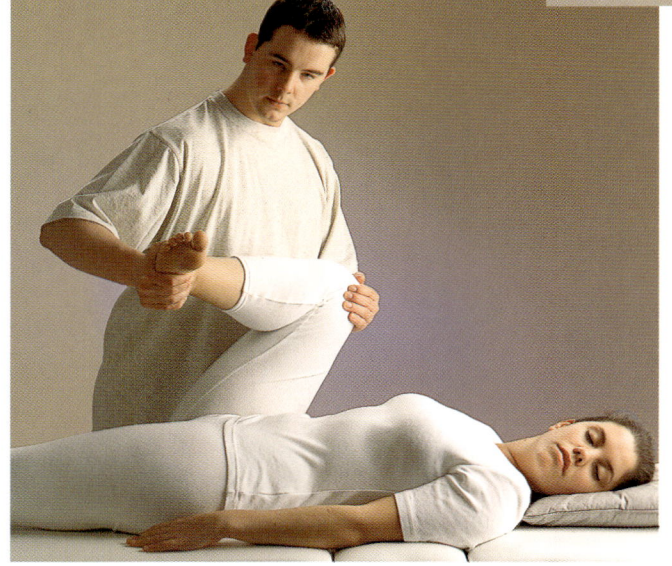

◁ ステップ7 股関節とヒザを逆方向に振る

すねが水平になるように脚をヒザから折り曲げた状態で、片手でパートナーのヒザを、もう一方の手でかかとをつかみます。力を入れないようにして、ヒザは外側に、かかとは体の中心部に向かって振り出します。そうしたら今度はそれぞれ逆向きに振り出し、同様の振りを片側最低5回ずつ繰り返しましょう。

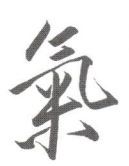

股関節の動きをさらにスムーズにさせ、ヒザにもよい効果を与えるマッサージです。

ステップ8　ヒザの屈伸

ヒザを折り曲げ、太ももは垂直に、すねは水平にした状態から始めます。片手でかかとを、もう一方の手でヒザを支えてください。そして力を入れすぎないように注意しながら、脚を優しく頭の方に向けて押していきます。一呼吸おき、今度はヒザを押しながらかかとを引いて、素早く脚を伸ばしましょう。一連の動きを、数回繰り返します。

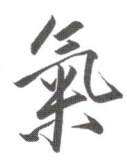

優しく屈伸させることによって、ヒザの痛み、特に靭帯の痛みを和らげます。背中下部を強化し、坐骨神経痛を和らげる効果もあります。

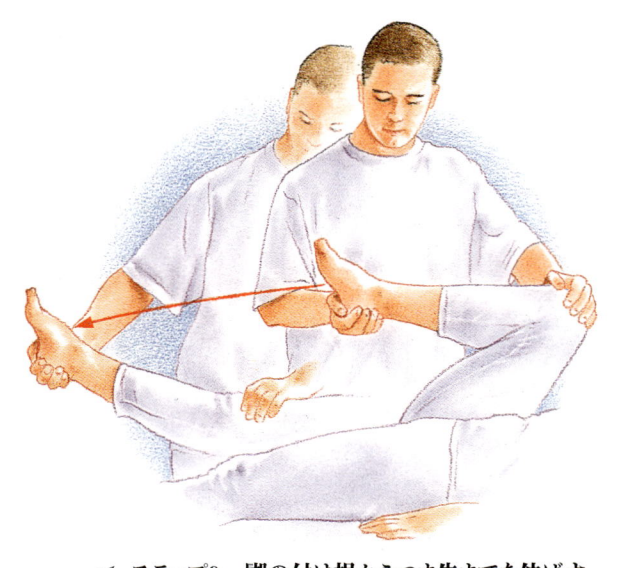

ステップ9　脚の付け根からつま先までを伸ばす

片手でパートナーのかかとを持ち、足の裏をあなたの前腕につけます。もう一方の手で脚の付け根のすぐ下の大腿部を下に向かって押し、同時に脚をまっすぐ持ち上げます。そのとき、前腕を足の裏に押し付けると、パートナーの足首を思い切り伸ばしてやることができます。力を抜いてリラックスし、同様の動きを1〜2回繰り返しましょう。

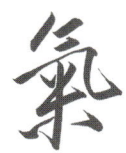

膀胱経に沿って行うこのストレッチは、ふくらはぎの筋肉やハムストリングのけいれん、およびケガにとてもよく効きます。

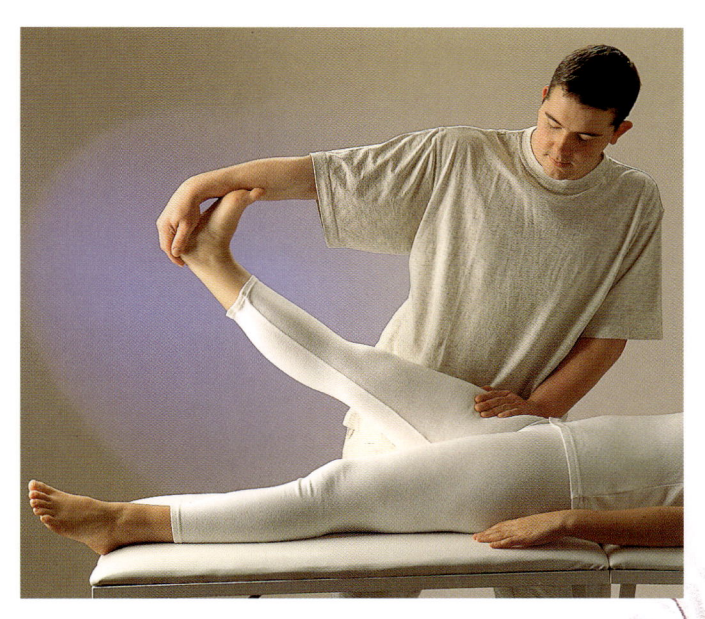

ステップ10　片脚を振る

パートナーの足元に立ち、両手で足首とかかとをつかんで、上下に小刻みに素早く振ります。

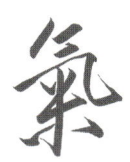

気の流れを刺激し、筋肉をリラックスさせると同時に、背中下部と股関節にもよい効果を与えるマッサージです。

ステップ11　足首を回す

台に腰掛け、手前にあるパートナーの脚を少し開いて持ち上げ、そのふくらはぎをあなたのヒザに乗せます。片手で足首を持って押さえ、もう一方の手でつま先をつかんで足首を回します。

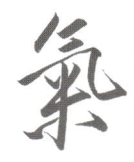

氣　足首の動きをスムーズにさせる効果があるので、足首の痛み、捻挫、そしてアキレス腱の痛みの治療の一環としても使われます。

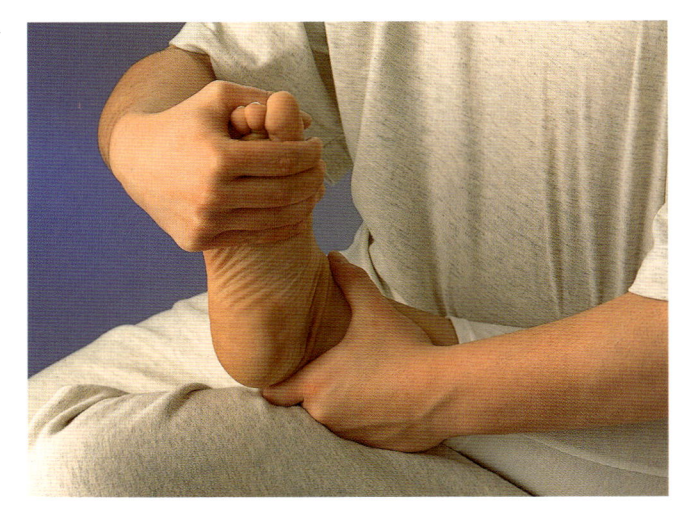

ステップ12　足の指を引っ張る

折り曲げた人差し指と中指（または図のように親指）で、足の指を順につかみ、数回ずつ回してから力強く引っ張ります。

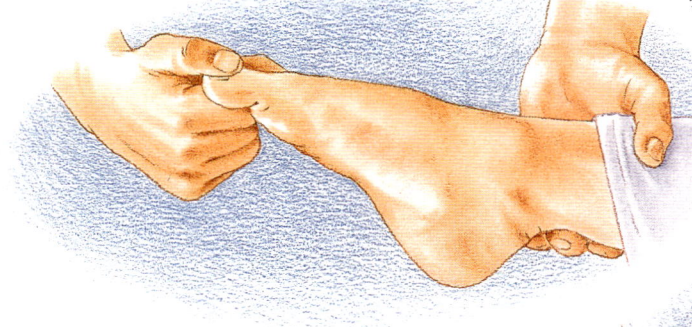

ステップ13　ツボを押しながらもむ

親指で太衝（**LV 3**）、公孫（**SP 4**）、解谿（**ST 41**）、太谿（**K 3**）、照海（**K 6**）、丘墟（**GB 40**）の各ツボを押しながらもみます。

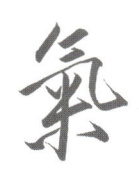

氣　足にあるこれらのツボはすべて、高い効果を持つ重要な局所ツボであり遠隔ツボです。例えば太衝を刺激すると、気を頭に導くことができます。

パート7
腹部と胸部のマッサージ

ステップ1　手のひらで摩擦してもむ ▷

パートナーには仰向けに寝てもらい、腹部のヘソのすぐ下を手のひらで小さく時計回りに円を描くように摩擦します。腹部の中心部を手根で、最初は軽く徐々に力を加えてもみほぐしましょう。
注意：妊娠中は、腹部へのマッサージはしないこと。

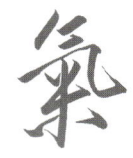

氣　気の流れを刺激する効果があり、とても心地よい気分になってリラックスできるマッサージです。

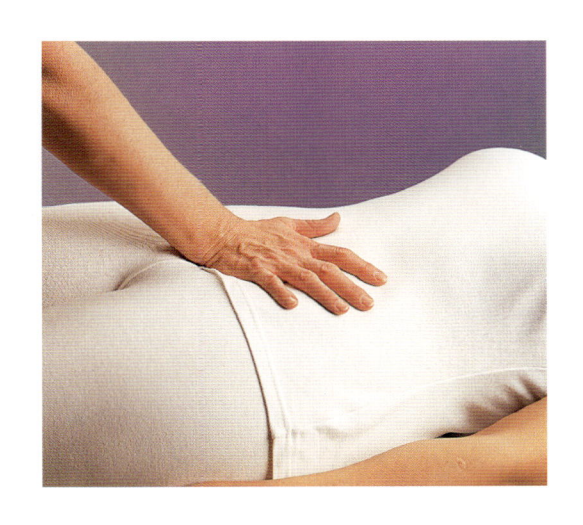

◁ ステップ2　腹部を親指でもむ

下腹部、恥骨のすぐ上から始めて、右上方向に親指でもんでいき、肋骨の下まで行ったら戻ります。同じ場所を最大で5分間繰り返しもみ、終わったらパートナーの反対側に移動して、左腹部も同様にもんでいきます。ウエスト部分を一番強く押すようにしましょう。

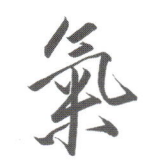

氣　時間をかけて適度な力で行えば、確実に食欲を押さえることができるテクニックです。便秘を解消する効果もあります。

ステップ3　両手を組んでつまむ ▷

両手の指を組んで腹部の中央部をしっかりとはさみ、つまみ上げたり離したりします。つまむたびに手根を使って円を描くようにもんでください。最大で2分間、同様のマッサージを繰り返しましょう。

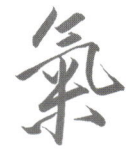

氣　このようなつまむマッサージには、生理痛および腹部の張り、消化不良など過敏腸症候群から来る症状を和らげる効果があります。

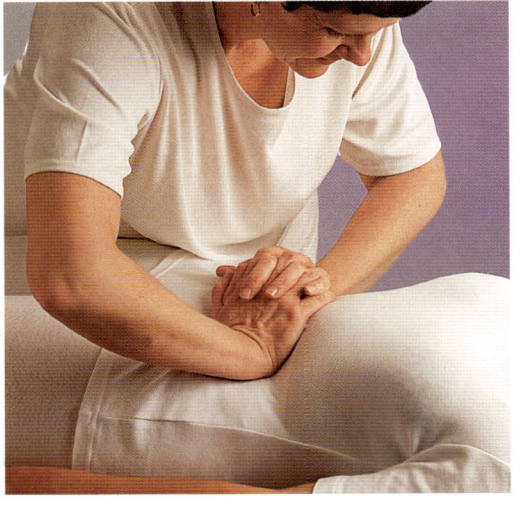

ステップ4　つまんで、引っ張って、振る ▷

あなたから遠い方の腹部から始めます。両方の親指とそれ以外の指で、楽につまめる範囲で腹部の組織をつまみます。そしてそれを引っ張り上げ、数回力強く振ってから手を離します。同様のマッサージを、腹部の向こう側から手前に向かって繰り返します。パートナーが肥満体の場合は、最大で10分までこの動きを繰り返してください。

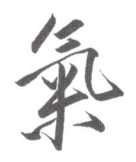

氣　脂肪組織内の血液とリンパの循環をよくすることによって、腹部の脂肪を減らす効果があります。

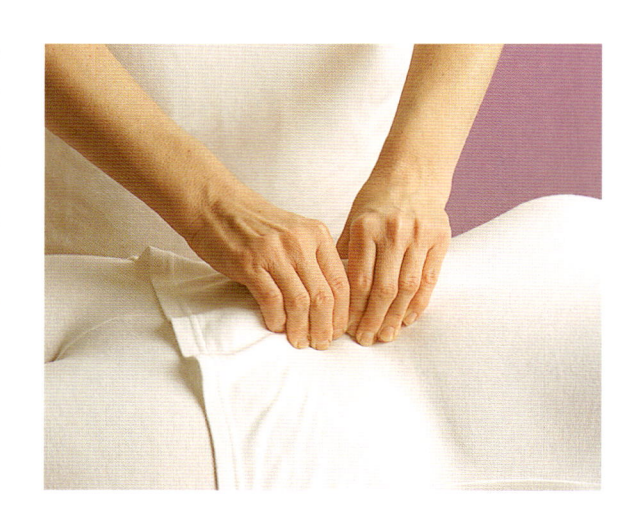

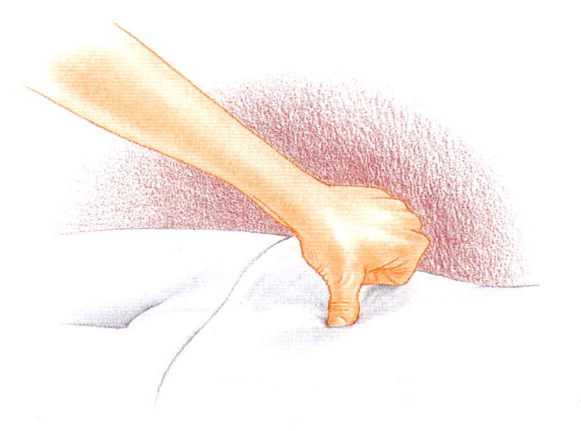

△ ステップ5　親指の屈伸

中極、気海、中脘（**R 3,6,12**）の各ツボを数分ずつ、親指の関節を屈伸させながらもみます。

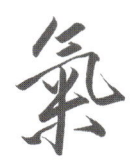

氣　これら任脈上のツボへの刺激は、あらゆる種類の生殖関連の不調、生理不調、そして消化関係の不調に効果的です。

腹部と胸部のマッサージに関係のある主要なツボ

肺経（白の線）、任脈（黒の線）、そして胃経（黄色の線）上の各ツボです。

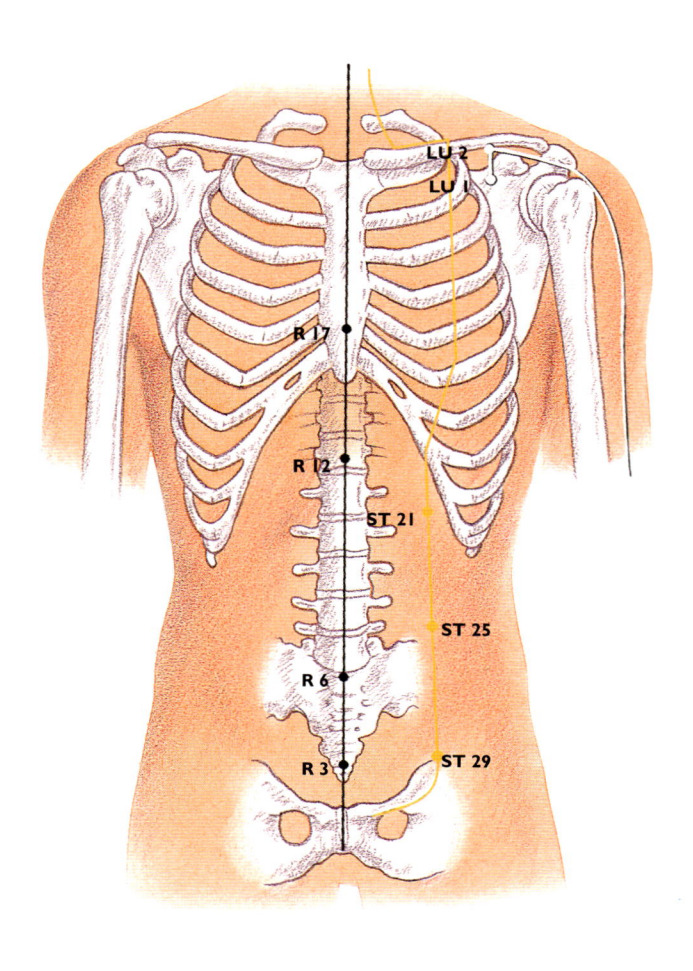

パート7：腹部と胸部のマッサージ　　121

ステップ6　腹部を手の側面で叩く ▷
両手を少し離し、指を若干開いた状態で、腹部全体を軽く手の側面で叩きます。

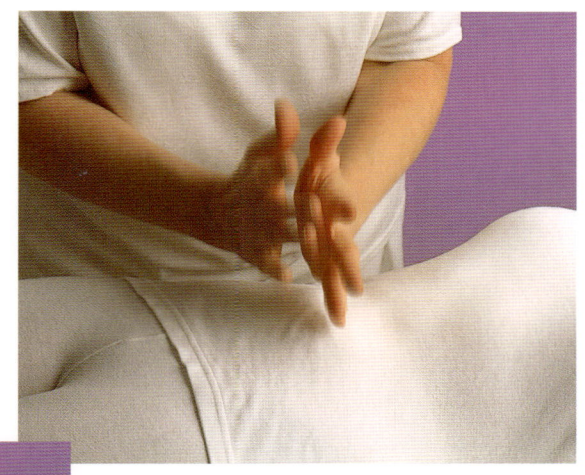

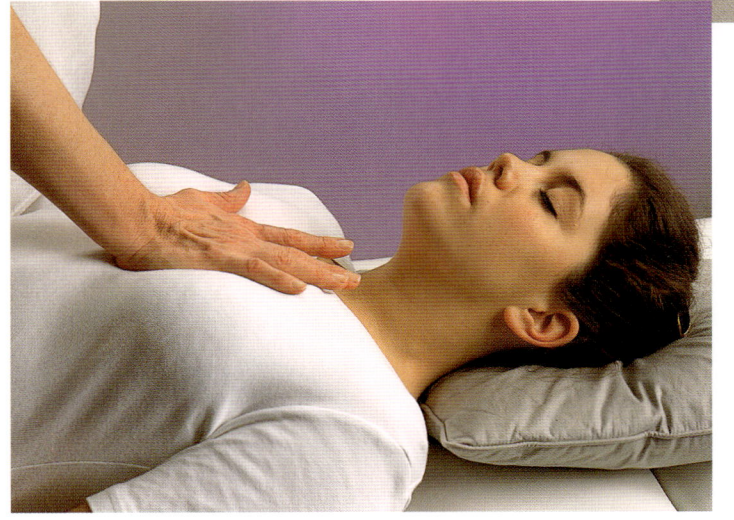

◁ **ステップ7　胸部を手のひらで摩擦する**
肋骨と胸骨の間にある筋肉を意識しながら、片方の手のひらで胸部をさすります。各肋骨の間にある筋肉をさするときは、母指球部分で押すようにしましょう。

ステップ8　ツボを押しながらもむ
膻中（**R 17**）、中府、そして雲門（**LU 1,2**）を親指でもみます。喘息と肺の感染症の治療を助けます。

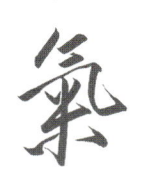

氣

パート8
顔、頭、首のマッサージ

ステップ1　摩擦してもむ ▷

パートナーには仰向けに寝てもらい、頭の先に立ちます。おでこの中心から左右のこめかみに向けて、母指球でそれぞれしっかりと摩擦していきます。次に、こめかみと側頭部、耳のすぐ上の部分をもんでください。同様のマッサージを3〜4回繰り返します。

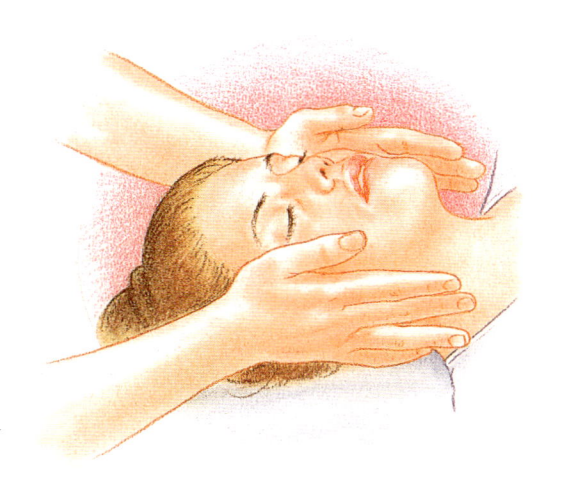

◁ ステップ2　顔をもみほぐす

おでこの中心から片側のこめかみに向かって、母指球を揺らしながら力強くもんでいきます。こめかみまで行ったらおでこに戻り、もう一方のこめかみへと、最低でも3回は続けてもんでいってください。それが終わったら、今度は頬からあごを回って反対側の頬までをもんでいきましょう。

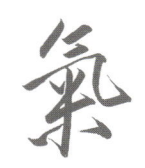

血液の循環とリンパの排出を刺激することによって、組織に気を流れやすくする効果があります。

ステップ3　親指で顔をなでる ▷

まず、おでこの中心線からこめかみにある**太陽**(たいよう)というツボ(右図参照)までを、親指で強く素早くなでます。眉毛から髪の毛の生え際にスタートポイントを移動しながら、同様のマッサージを数回繰り返します。次に、目の下、鼻の横から**太陽**に向けて、左右それぞれ外側になでていきます。スタートポイントを少しずつ頬の下の方にずらしながら、最後は必ず**太陽**で終わるようになでていってください。そうしたら今度は、あごの先端から、下あごに沿ってなで上げます。最後は、おでこの左右の眉毛の間にある**印堂**(いんどう)からおでこの中心をまっすぐ上に向かって、左右の親指で交互に素早くなでて終わりです。

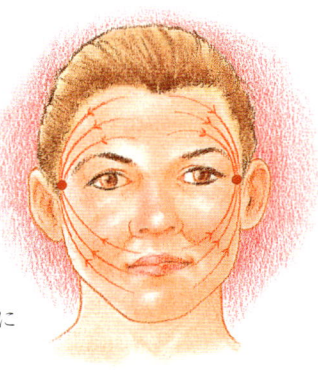

ステップ4　親指の屈伸 ▷

親指を**印堂**に置き、最低でも30秒間、その場で関節を屈伸させます。同様に親指を屈伸させながら、眉毛に沿って目の下までぐるりと移動し、鼻からもう一方の眉毛、目へと8の字をなぞるようにもんでいきます。

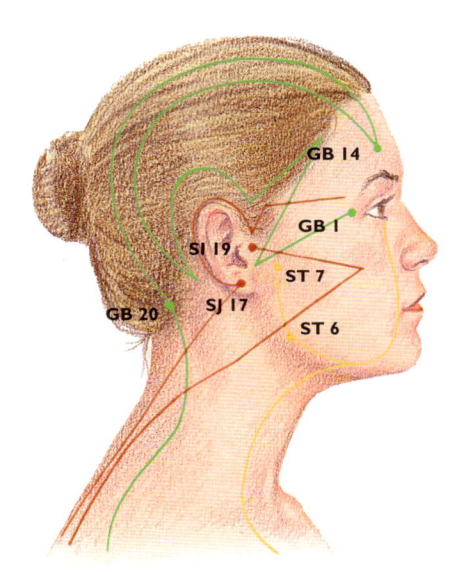

顔、頭、首のマッサージに関係のある主要なツボ

膀胱経（青の線）、小腸経（右側の赤の線）、胆経（緑の線）、三焦経（左側の赤の線）、胃経（黄色の線）、そして督脈（黒の線）上の各ツボです。

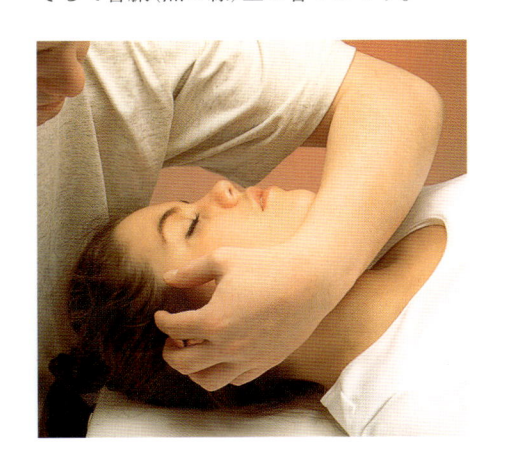

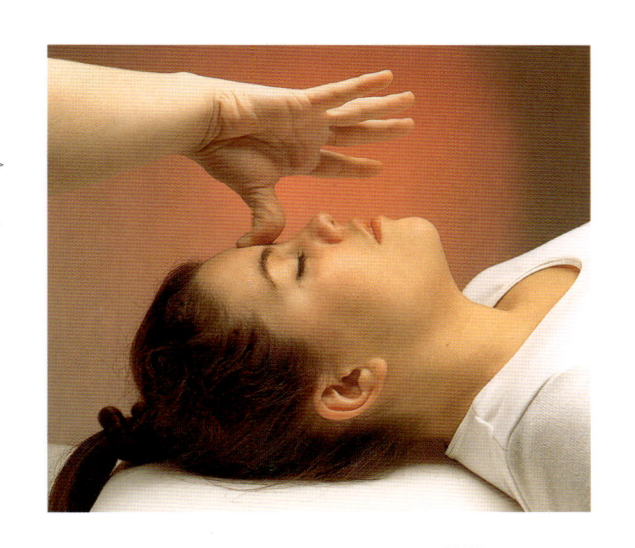

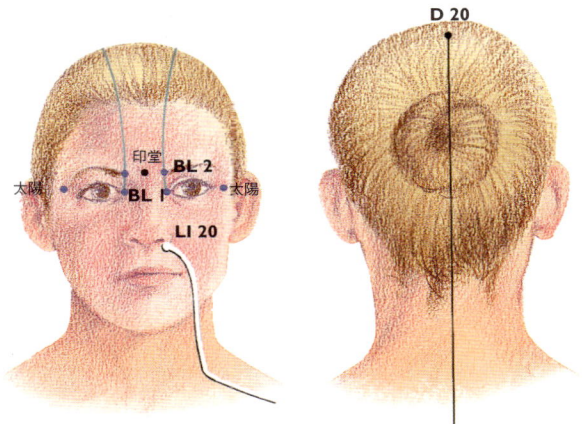

印堂（いんどう）
左右の眉毛の内端を結んだ線の中心にあるツボ。不眠症を治し、心を落ち着かせる効果があります。

太陽（たいよう）
目尻、または眉の外端から約1寸外側のくぼみにあるツボ。あらゆる種類の頭痛に効果的です。

ステップ5　顔のツボを押しながらもむ

人差し指と中指を使い、睛明と攢竹（**BL 1,2**）を同時に最低でも20回、最初は軽く、徐々に力を強くして押しながらもみます。今度は中指を使い、**太陽**、瞳子髎、陽白（**GB 1,14**）、頬車、下関（**ST 6,7**）を押しながらもんでいきます。パートナーが耳の不調に悩んでいるなら、聴宮（**SI 19**）、聴会（**GB 2**）、翳風（**SJ 17**）も刺激しましょう。さらに、副鼻腔などの鼻の不調がある場合は、迎香（**LI 20**）を刺激してください。

◁ ステップ6　頭を摩擦する

右手をパートナーの左側頭部に持っていき、5本の指先を使って耳の外側を通っている胆経を前後にさすります。手首を左右に揺らすように動かすといいでしょう。右側頭部も同様に、左手でマッサージしてください。

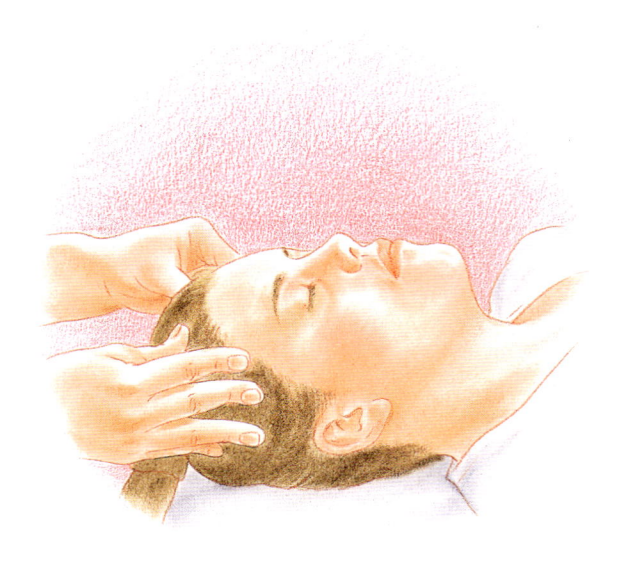

◁ **ステップ7　頭蓋骨をもむ**
両手の指を全部使い、頭蓋骨全体を小さく左右に動かしながらもんでいきます。

ステップ8　ツボを押しながらもむ ▷
左右の親指を重ね、百会（**D 20**）を押します。さらに、ごくごく小さな円を描くように30秒間もみましょう。

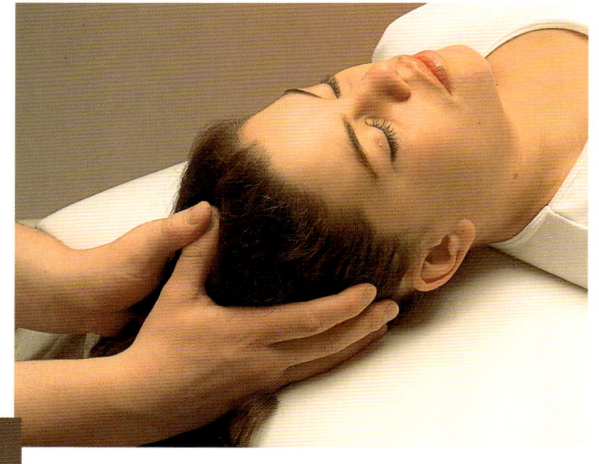

◁ **ステップ9　両手のカップで叩く**
両手をカップ型にして合わせ、おでこを上下、そして左右のこめかみへと叩いていきます。

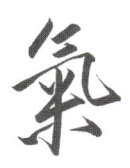

顔のマッサージはとても気持ちがよく、頭痛や目の痛み、副鼻腔のつまり、歯痛、耳痛、めまい、しびれ、そして顔の筋肉の麻痺を和らげる効果があります。

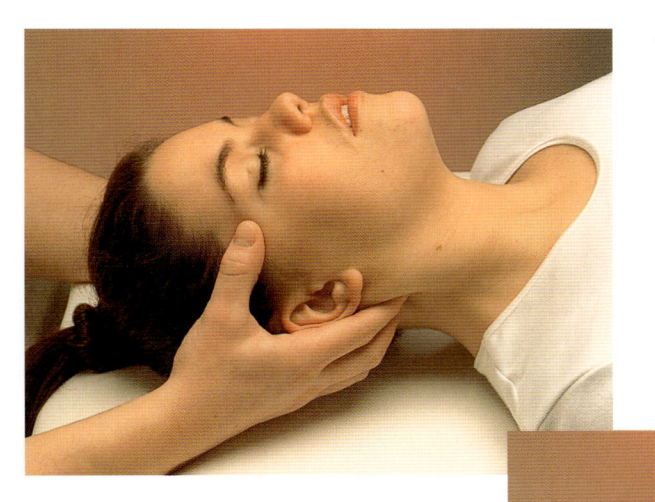

◁ **ステップ10　首を引っ張る**

両手を首の下、後頭部に滑り込ませます。左右の指が、首の下でぶつかる位置です。中指をそれぞれ風池（**GB 20**）に引っ掛けて首を少し引っ張ります。引っ張りながら持ち上げ、最低でも二分間そのままの状態を保ちます。

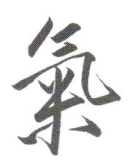

頭痛、首の筋肉の緊張や痛みにとても効果的なマッサージです。

ステップ11　首を持ち上げる ▷

首の下、背骨の両側に沿って左右の指を並べます。そして指先を使って、まず首の片側、その次に反対側と持ち上げ、頭を左右に揺らします。同様の動きを数回繰り返します。

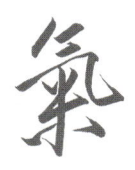

首の筋肉の緊張を解きほぐし、首のコリを和らげる効果があります。

ステップ12　首をもむ ▷

頭を持ち上げ、優しく片側に向けます。耳の下から鎖骨にかけての筋肉群に沿って、親指で少し力を入れながらもんでいきます。さらに風池（**GB 20**）を押しながらもみます。反対側も同様に行ってください。

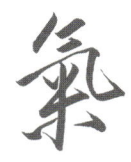

首の側面の緊張と痛み、目の奥や側頭部が痛む頭痛にとても効果的なマッサージです。

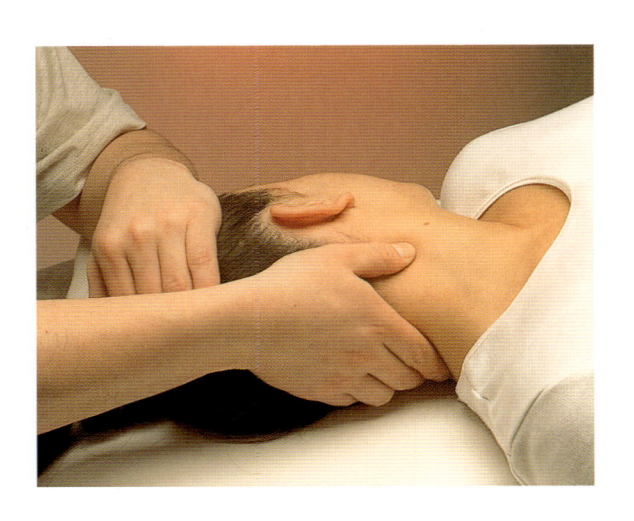

第6章

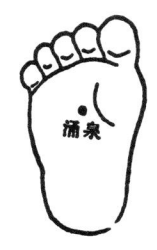

毎日の生活と推拿

　第4章で解説したマッサージテクニックを頭に入れ、第5章の全身健康推拿で実践練習を積んで来たのならば、もうその知識を使って、頭痛や肩こりなどの日常的な症状を治せるようになっているはずです。本章で紹介する推拿療法は、幅広い種類の疾病や体調を対象に、症状そのものだけではなく、そのような症状を引き起こす一般的な要因を撃退するために考えられたものです。相手が5歳以下の子供の場合は、134ページに紹介した幼児のための推拿以外行わないでください。どの推拿マッサージを行う場合でも、12ページの注意事項をよく読んでから始めましょう。

　推拿治療の効用の1つは、慢性的な痛み、重度の障害によるものを除いた長期の持病からくる痛みを和らげるというものです。慢性的な痛みは、関節炎と称される関節の摩滅、スポーツやそれ以外のケガによって引き起こされます。部位ごとの慢性的な痛みと、ケガに伴う急性の痛み(突然起こり、より危険度が高いもの)の治療法については、128〜32ページに解説してあります。痛みを感じる場所ごとに分類しておきました。

　一般的な疾病の治療法については、132〜4ページに解説してあります。この中には、頭痛、不眠症などの日常的な不調だけでなく、気管支喘息や過敏腸症候群などのより深刻な疾病も含まれます。そういった深刻な疾病を治すには、もちろん医師や熟練したマッサージ師の治療を受けなければなりませんが、推拿の手法を適切に行えば、自分でも症状を和らげることができるのです。

　推拿はまた、年代ごとに顕著な体の不調の多くを治すのにも、とても効果的な治療法です。思春期の症状に適した治療法は135〜6ページ、熟年の症状に適した治療法は136〜7ページに紹介してあります。そして134〜5ページは、乳児や幼児にも行える3つの特別な手法、幼児の健康を促進し免疫システムを強化するためのマッサージの紹介です。最後のひとりでやる推拿は、毎日、気がバランスよく流れた状態で、輝きと活力に満ち溢れているのを感じながら1日をスタートさせることができるようにするためのマッサージ法です。

痛みの潜在的要因

　中医学では、慢性、急性に関わらず、あらゆる痛みは気のバランスの乱れから起こると考えられています。気がバランスよく流れれば、たとえ不治の病であってもその痛みを和らげ、ときには消してしまうこともあるのです。

　日常的な体の不調の多くは、感情面および肉体面の要因の双方から引き起こされるストレスによって、現れたり悪化したりするものです。そのストレスの根源を特定できれば、自分の生活スタイルを修正してその根源を取り除くこともできるかもしれません。ストレスを引き起こす肉体的要因として一般的なのは、車や机に長時間座っていた、反復運動、重いものを持った、ガーデニング、長時間立っていた、そして柔らかいマットレスで寝たなどです。

　このようなストレスの肉体的要因は、すぐに思いつく場合が多く、例えば、座っているときの姿勢を変えるなど、簡単に改善できるものもあります。しかしストレスの精神的な要因はそれよりはるかに潜行性があり、頭の緊張が首や肩に広がり、徐々に体全体へと知らないうちに進行していきます。そのようなストレスは、仕事上もしくは個人的な人間関係など、他人との関わりによって起こることが多く、それらのストレスが怒りや不安、恐怖、イライラ、悲しみ、そして不満となって現れます。中国医学では、乱れた感情や過剰な感情は、肉体的な不調を引き起こす内因とみなされています（11ページ参照）。一方、肉体に悪影響を及ぼす外因としては、暑さ、風、寒さ、乾燥、湿気といった環境エネルギーがまず挙げられます。そして貧しい食生活、運動不足、睡眠不足といったその他の外因が、その悪影響をさらに悪化させてしまうのです。

スポーツ障害と推拿

　健康を維持するためには体を動かすことが不可欠ですから、あらゆる種類のスポーツやゲームをやったり、フィットネストレーニングに通ったりすることが、最近ますます一般的になってきています。しかし健康になるという効用と同時に、筋肉や関節を痛める危険性もスポーツにはつきものです。推拿マッサージは、骨折や腱を切るようなケガを除くスポーツ障害の治療にとても効果的です。筋肉の損傷やけいれん、滑液嚢炎、腱の損傷や炎症（腱鞘炎）、靭帯の過度の伸張、むくみ（水腫）、そしてアザなどはすべて治療可能です。なるべくケガをしたすぐあとから始め、ケガをした部位、およびその周辺のあらゆるツボを押しながらもみます。ただし、アザができたばかりの組織はマッサージしないこと。さらにケガをした箇所の周囲にある阿是穴（あぜけつ）を探します。阿是穴とは、経絡上のツボとは直接関係がない圧痛点です。痛みを感じるポイントを見つけたら、経穴と同じように押しながらもんでいきます。ケガをした箇所のアザがひどい場合や肌が傷ついている場合は、遠隔ツボ（22ページ参照）を治療しましょう。

各療法について

　各マッサージを始める前に、まず第5章の全身健康推拿を参照しながら、治療する部位に該当する軟組織マッサージをステップに沿って行い、各組織と関節をほぐしてください。パートナーの体が温かくなってリラックスしてきたら、第3章の経絡のイラストとツボの場所の解説文を参考にして、各治療法に挙げてあるツボをマッサージしていきます。各ツボは、最低でも3分間ずつしっかりともんでください。太字になっているツボは、その症状に最も効果の高いツボで、その下に挙げたツボは、太字のツボのマッサージ効果を高める働きのあるツボです。すべてのツボは、重要度の高い順に並べてあります。最後は、治療箇所を流れる経絡に沿ってマッサージを行ってください。マッサージの効果を最大限に得るためには、症状が完全になくなるまで同じマッサージを頻繁に繰り返すことです。

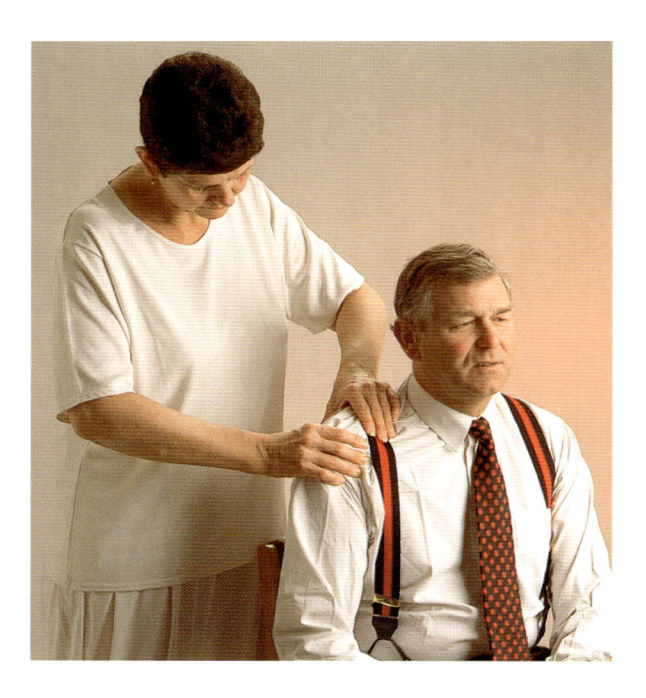

スキー中のケガによる肩の痛みを和らげるために、肩にある大腸経と三焦経へのマッサージを行う。

スポーツ障害を含めた慢性・急性の痛み

次の各文中に推奨されているツボを、症状のある側だけマッサージしてください。

首の痛み

首と肩の筋肉は、腕や頭から伝わってくる緊張と、背中を上がってくる緊張をため込み、慢性的な痛みを引き起こします。腕からくる緊張は、まず僧帽筋（138ページ参照）が重苦しくなったり張ってきたりして、肩から首部分が凝って痛くなる形で表れます。

さらに緊張が悪化してくると、僧帽筋が縮んで分厚くなり、硬く凝り固まってきます。組織内の緊張が神経を圧迫し、局部だけでなく局部とは離れた箇所も痛くなり、その結果頭痛を引き起こすこともよくあります。筋肉の緊張が進むにつれて発生するこのような組織内の変化が気の流れを悪くし、それが体の不調を招いてさらに痛みを悪化させてしまうのです。わずかでも首が緊張していると、リラックス感は抑制されてしまいます。

首の痛みは、事故やスポーツ中に負ったむち打ち症などのトラウマから発生することもあります。頸椎部分の変形性関節炎をわずらっている場合は、横への激しい動きは、急性の痛みを引き起こしてしまう危険性もありますので注意しましょう。

首の痛みの治療法

第5章のパート1、ステップ1～7に書いてある推拿マッサージを行ってください。

痛みを伴う、伴わないに関係なく全体的に緊張している場合（最も一般的な症状）
風池（GB20）、天柱（BL10）、肩井（GB21）

首の片側にコリと痛みがあり、その症状が体の下の方にまで広がって指のしびれを引き起こしている場合
風池（GB20）、天柱（BL10）、肩井（GB21）、大杼（BL11）
後谿（SI3）、中渚（SJ3）、外関（SJ5）、列缺（LU7）、合谷（LI4）、曲池（LI11）
注意：妊娠中は合谷を刺激しないこと。

首の緊張から頭痛を引き起こしている場合
風池（GB20）、天柱（BL10）、肩井（GB21）
合谷（LI4）、太衝（LV3）
注意：妊娠中は合谷を刺激しないこと。

スポーツ障害、むち打ち症の場合
風池（GB20）、天柱（BL10）、肩井（GB21）
肩外兪（SI14）、天宗（SI11）、秉風（SI12）、大杼（BL11）、陽陵泉（GB34）、合谷（LI4）、列缺（LU7）、後谿（SI3）
注意：妊娠中は合谷を刺激しないこと。

背中下部の痛み

腰椎部分の痛みはとても一般的ですが、非常につらい症状です。原因としては、姿勢の悪さや長時間立っていたことが考えられます。車内や会社のデスクで、背中下部を支えることができないような形の悪いイスに座っていたりした場合も、筋肉、特に背中下部の筋肉を緊張させてしまいます。急性の痛みが誘発されることが多いのは、腰を急激にひねったり、背中の筋肉を使って重い荷物を持ち上げたり、かがんで地面を掘ったり、スポーツジムでトレーニングをしたりしたときなどです。年を取ると脊椎の関節炎が進行し、脊椎と脊椎の間にある椎間板が損傷を受けるため、背骨の動きが制限されて、その結果重度の慢性的な痛みに悩まされることになります。

背中下部の痛みの治療法
第5章パート3、特にステップ6、8、14、パート4のステップ1〜5、ステップ7の脚のマッサージ、そしてパート6のステップ10の脚を振るマッサージを行ってください。

椎間板ヘルニアまたは神経が遮断されたことによる腰椎部分の慢性的な痛みの場合
腎兪（BL23）、大腸兪（BL25）
環跳（GB30）

腸骨仙骨部分の慢性的な痛みの場合
腎兪（BL23）、大腸兪（BL25）、環跳（GB30）、秩辺（BL54）
次髎（BL32）、委中（BL40）、崑崙（BL60）

ケガによる背中下部の急激な痛みの場合
腎兪（BL23）、大腸兪（BL25）、環跳（GB30）、秩辺（BL54）
命門（D4）、承扶（BL36）、殷門（BL37）、委中（BL40）、承山（BL57）、崑崙（BL60）

坐骨神経痛

坐骨神経痛とは、背中下部の仙骨部分から両脚へと放射線状に広がる、慢性的な痛みのことで、これにかかると、歩いたり座ったり、寝そべったりするのに苦痛が伴います。坐骨神経痛はたいてい、脚全体に痛みが広がるものなので、痛みのポイントを特定するのは困難です。痛みに苦しみながら、何とか楽に立ったり歩いたりできる方法を考えていると、自然と姿勢が変わってしまい、それによって背骨の上、首の方にまで、ストレスや緊張を与えてしまいます。

坐骨神経痛の治療法
第5章パート3のステップ6と8、パート4のステップ1〜5と6（これは特に忘れずに）、パート5のステップ1〜4の推拿マッサージを行ってください。

背中下部の痛みが、その下の脚（片脚または両脚）に放射線状に広がっている場合
大腸兪（BL25）、環跳（GB30）、秩辺（BL54）、風市（GB31）
陽陵泉（GB34）、丘墟（GB40）、承扶（BL36）、殷門（BL37）、気衝（ST30）、髀関（ST31）、梁丘（ST34）

肩の痛み

肩の痛みとコリの原因は、主に3つあります。まず1つ目は、変形性もしくはリューマチ性の関節炎による関節包内の靭帯および軟骨組織の変形です。これは50歳以上の人によく見られる症状です。痛みはほとんどが肩の前面で、痛みを避けるために肩を動かさないようにしていると五十肩（凍結肩）に発展することもあります。

2つ目の原因は、スポーツ中もしくは買い物で重い荷物を運ぶ際の反復筋肉運動によって起こりうる滑液嚢炎です。そして肩の痛みの主要な原因3つ目は、腕の緊張から来るものです。腕がたえず緊張した状態で動きもほとんどない長時間の運転や、タイピングがこれに当たります。

肩の痛みの治療法
第5章パート2のステップ1〜13と16のマッサージを行ってください。

肩が動く、動かないに関係なく、関節の変形による痛みがある場合
肩髃（LI15）、肩髎（SJ14）、臂臑（LI14）、曲池（LI11）

肩甲骨部分および腋の裏側、もしくはそのどちらかから来る痛みの場合
肩髎（SJ14）、肩貞（SI9）、臑兪（SI10）、天宗（SI11）、秉風（SI12）
肩髃（LI15）、肩外兪（SI14）、曲池（LI11）

三角筋および肩の上が痛む場合
肩髃（LI15）、臂臑（LI14）、曲池（LI11）
肩髎（SJ14）、合谷（LI4）、臑兪（SI10）、肩井（GB21）

軟組織のケガによる急激な痛みの場合
肩髃（LI15）、肩髎（SJ14）、曲池（LI11）
肩貞（SI9）、臑兪（SI10）、天宗（SI11）、秉風（SI12）、肩甲骨部分が痛む場合は肩外兪（SI14）
曲池（LI11）、臂臑（LI14）、三角筋が痛む場合は合谷（LI4）、肩髎（SJ14）、肩貞（SI9）、腋の裏側が痛む場合は臑兪（SI10）
注意：妊娠中は合谷を刺激しないこと。

肘の痛み

肘関節とその周辺組織の反復筋肉損傷には、いわゆるテニス肘やゴルフ肘が含まれます。肘を押すと極度に痛んだり前腕にまで痛みが拡大したりする症状は、手から前腕部で重い荷物を持ったり、前腕を繰り返しひねったり、毎日キーボードを叩きつづけていたりすることが原因で起こります。肘の痛みや、年配の人で肘が動かなくなったりする最も一般的な要因は、変形性およびリューマチ性の関節炎です。推拿マッサージを最低でも1週間は毎日行い、その後も肘の痛みが消えて肘の動きよくなるまでは1週間に1回は続けてください。

肘の痛みの治療法
第5章パート2のステップ14をやってから、ステップ12、13を続けて行ってください。

テニス肘の場合：肘の外側の痛み。症状としては、橈骨（とうこつ）の上部3分の1部分にある筋肉が極度に痛む場合が多い。
三里（LI10）、曲池（LI11）
陽陵泉（GB34）、尺沢（LU5）

ゴルフ肘の場合：肘関節の内側、および前腕上部の内側にある筋肉の痛み。
少海（H3）、前腕の内端の筋肉上にある阿是穴（127ページ参照）
陽陵泉（GB34）、天井（SJ10）、小海（SI8）

手首の痛み

手首も肘と同様、反復筋肉損傷や腱の炎症（腱鞘炎）、年配の人では関節炎になりやすい場所です。圧縮された神経が手首を通ることによって手の指がしびれてピリピリするという、手根管圧迫症候群も、手首の一般的な症状です。

手首の痛みの治療法
第5章パート2のステップ15のマッサージを行い、手と手首をもみほぐしてください。
大陵（P7）、神門（H7）、列缺（LU7）、阿是穴（127ページ参照）

手首にあるツボすべてを刺激するために、手首をぐるりと1周、強くもみましょう。手根管圧迫症候群による指のしびれがある場合は、大陵を特に慎重にマッサージしてください。

手の親指の痛み

親指の痛みの原因は、手首の痛みのそれと似ています。親指の関節に、リューマチ性の関節炎が進行している場合以外は、次に挙げる治療法を行いましょう。

親指の痛みの治療法
第5章パート2のステップ15のマッサージを行ってください。親指を力強く回して数回引っ張り、両方の手のひらではさんで30秒間回転させましょう。
合谷（LI4）、**魚際（LU10）**、あらゆる阿是穴（127ページ参照）
注意：妊娠中は合谷を刺激しないこと。

ヒザの痛み

急激なヒザの痛みは、捻挫などのケガが原因で起こります。痛みが慢性の場合は、坐骨神経痛、ヒザ関節にある軟骨組織の変形、靭帯の炎症が原因でしょう。硬い道でランニングすると、足や足首の弱い人は特に、ヒザに変調を来たすこともあります。

ヒザの痛みの治療法
第5章パート6のステップ1、2、4〜8、10のマッサージを行ってください。

軟骨組織の痛みやヒザ関節の奥深くで発生した不調が原因で起こる痛みの場合
犢鼻（ST35） と、それ以外のヒザのくぼみを同時に強く押す
梁丘（ST34）、**足三里（ST36）**、**陽陵泉（GB34）**
陰谷（K10）、委中（BL40）

ヒザ関節を形成している靭帯や腱の不調がもたらす痛みの場合
陰谷（K10）、**曲泉（LV8）**
委中（BL40）、承山（BL57）、陽陵泉（GB34）、陰陵泉（SP9）、血海（SP10）

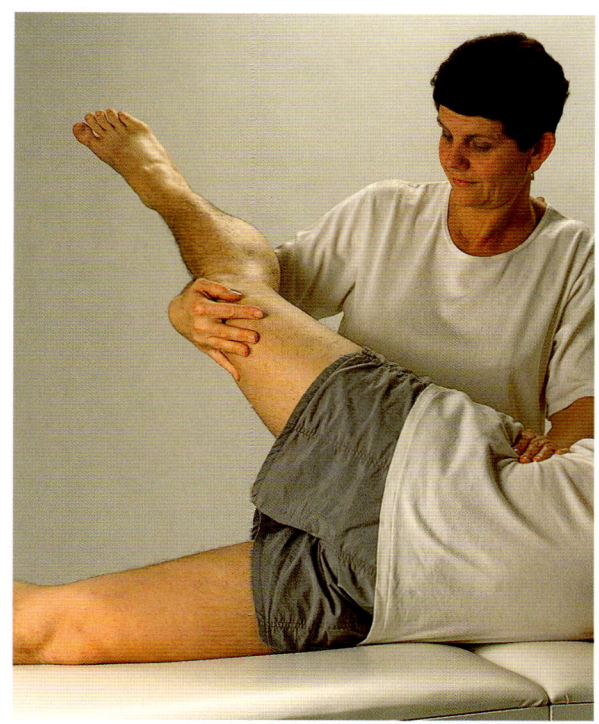

ラグビーでのケガの痛みを和らげるために、背中下部へ施術。

足首の痛み

足首の痛みのほとんどは、足首をひねってしまったことが原因で起こります。年配の人の足首が弱ったり慢性的に痛んだりするのは、関節炎から来ることが多いようです。

足首の痛みの治療法
第5章パート6のステップ11のマッサージを行ってください。さらに、足首を回し、足首にある腱を強くもむテクニックを中心に、足全体をマッサージします。

足首を外側にひねった場合
丘墟（GB40）
解谿（ST41）

足首を内側にひねった場合
太谿（K3）、**照海（K6）**
三陰交（SP6）
注意：妊娠中は三陰交を刺激しないこと。

:::
アキレス腱の炎症の場合
太谿(**K3**)、崑崙(**BL60**)、陽陵泉(**GB34**)への治療、およびアキレス腱の上をつまんだり、手の側面で叩いたりする

足首の関節の内部が痛む場合と一般的に足首が弱った場合
丘墟(**GB40**)、**崑崙**(**BL60**)、**太谿**(**K3**)、**照海**(**K6**)
解谿(ST41)、三陰交(SP6)、復溜(K7)
注意：妊娠中は三陰交を刺激しないこと。
:::

足の親指の痛み

ケガ以外で足の親指、特に親指の付け根部分の関節が痛む場合は、たいてい関節炎によるものです。きつい靴を履き、中で親指が押し込まれていたりすると、関節の不調がさらに悪化してしまいます。

:::
足の親指の痛みの治療法
第5章パート6のマッサージをしてから、親指を数分間回したり引っ張ったりしてください。
太衝(**LV3**)、**公孫**(**SP4**)
:::

アザおよび捻挫

これらは外傷性損害が原因で、体中のどこにでもできる症状です。アザができたばかりの組織への直接マッサージは避けてください。

:::
アザおよび捻挫の治療法
患部を通っている経絡を見極め(第3章参照)、傷を受けた組織の近くにあるツボ(患部にあるツボは避ける)を強くもんでください。捻挫だけでアザはできていない場合は、つまんだりもんだりするマッサージをしてみましょう。
:::

一般的な疾病

次の各文中に推奨されているツボを、痛みを感じている側だけマッサージしてください。

気管支喘息

喘息の発作には再発性がありますが、発作の度合いは軽いものから命に関わるものまでさまざまです。発作は、花粉やほこり、髪の毛、羽根、煙、または特定の食べ物などのアレルギーが原因で起こります。それだけでなく、感情面でのストレスが喘息の発作の引き金となる場合も多いのです。

:::
気管支喘息の治療法
第5章のパート7、ステップ7〜8、パート3のステップ1〜7、さらに背中上部のマッサージも行ってください。

症状を和らげたい場合
肺兪(**BL13**)、**膈兪**(**BL17**)、**腎兪**(**BL23**)、**膻中**(**R17**)、**列缺**(**LU7**)、**孔最**(**LU6**)、**尺沢**(**LU5**)、**足三里**(**ST36**)
肩井(GB21)、合谷(LI4)、豊隆(ST40)、期門(LV14)、陽陵泉(GB34)、太淵(LU9)、三里(LI10)
注意：妊娠中は合谷を刺激しないこと。
:::

便秘

結腸の働きを不活発にする要因としては、繊維質の足りない食生活か有酸素運動の不足、あるいはその両方が考えられます。

:::
便秘の治療法
第5章パート7のステップ1〜6のマッサージと、腹部、特にお腹の周りを強くもむマッサージを行ってください。
注意：妊娠中は腹部へのマッサージは行わないこと。
天枢(**ST25**)、**足三里**(**ST36**)
合谷(LI4)、大腸兪(BL25)
注意：妊娠中は合谷をマッサージしないこと。
:::

下痢

汚染された食べ物や水の摂取が原因で起こる急激な下痢症状は、普通2～3日で治るものです。急に腸の調子がおかしくなって、そのまま下痢が続く場合は、医師の診察を受けましょう。

下痢の治療法
第5章パート7のステップ1～6のマッサージと、腹部のマッサージを行ってください。

天枢（ST25）、陰陵泉（SP9）、足三里（ST36）、気海（R6）、肓兪（K16）
腎兪（BL23）、大腸兪（BL25）、次髎（BL32）

頭痛および偏頭痛

頭痛を引き起こす直接の原因として一般的なのは、髄膜（脳を覆っている膜）内の血液の流れが悪くなり、それによって髄膜にかかる圧力が変化することです。軽い頭痛には、頭が重いと感じる程度から鈍痛が続くものまでいろいろありますが、もっとひどい頭痛になると、強くて鋭い痛みが走り、頭がズキズキします。頭全体が痛むこともありますし、頭蓋骨の基底部（後頭部）、おでこ（前頭部）、こめかみ、頭の両サイド（側頭部）が痛むこともあります。

またアルコールや暑くて換気の悪い部屋、連続する騒音、荒れた天候、空腹感といった刺激要素から頭痛が起こることもあります。筋肉の緊張、特に首の筋肉の緊張からくる頭痛が最も一般的ですが、緊張の元となるストレスの原因に気づかずにいる間は、何度でも再発します。頭痛が長引き、推拿マッサージを行っても効果がないようなら、医師の診断を受けてください。

偏頭痛は重度の頭痛で、視覚障害や吐き気、嘔吐、めまいを伴い、数日間続くこともあります。その場合は数時間ごとに推拿治療を行いましょう。

頭痛および偏頭痛の治療法
第5章パート1のステップ1～7、さらにパート8のステップ1～9のマッサージと、顔と頭蓋骨のマッサージも行ってください。

頭蓋骨の基底部が痛む場合（後頭部の頭痛）
風池（GB20）、天柱（BL10）、肩井（GB21）、崑崙（BL60）
合谷（LI4）、列缺（LU7）
注意：妊娠中は合谷を刺激しないこと。

前頭部および目の眉り、もしくはそのどちらかが痛む場合
合谷（LI4）、風池（GB20）、陽白（GB14）
肩井（GB21）、攅竹（BL2）、印堂、解谿（ST41）
注意：妊娠中は合谷を刺激しないこと。

側頭部およびこめかみ、もしくはそのどちらかが痛む場合
太陽、風池（GB20）、肩井（GB21）、中渚（SJ3）、外関（SJ5）
率谷（GB8）、合谷（LI4）
注意：妊娠中は合谷を刺激しないこと。

頭のてっぺんが痛む場合
太衝（LV3）、百会（D20）

吐き気や嘔吐を伴う偏頭痛の場合
内関（P6）、足三里（ST36）、膈兪（BL17）
あとは痛みが広がっている場所によって、上記を参照しながら各ツボを治療する

不眠症

不眠にはいくつかの種類があります。感情が高ぶってなかなか眠れない場合、夢ばかり見て眠りが浅い場合、夜中に起きてしまってその後なかなか眠れない場合などです。不眠症には、首、肩、背中、そして顔への推拿マッサージがとてもよく効きます。

不眠症の治療法
第5章パート8のステップ1〜12のマッサージを行ってください。

三陰交（SP6）、足三里（ST36）、神門（H7）、内関（P6）、労宮（P8）、印堂、湧泉（K1）
太衝（LV3）
注意：妊娠中は三陰交を刺激しないこと。

過敏腸症候群（IBS）

この疾病はストレスからくることが非常に多く、症状としては腸の活動が不規則になって、腹部の痛み、消化不良、下痢や便秘（またはその両方）を引き起こします。

IBSの治療法
第5章パート7のステップ1〜5のマッサージを行ってください。

天枢（ST25）、気海（R6）、中脘（R12）、足三里（ST36）、三陰交（SP6）、合谷（LI4）、盲兪（K16）
脾兪（BL20）、胃兪（BL21）、大腸兪（BL25）、三里（LI10）、曲池（LI11）、次髎（BL32）
注意：妊娠中は三陰交や合谷を刺激しないこと。

洞炎（どうえん）

洞炎とは顔の洞に、一般的には感染によって炎症が起こった状態です。鼻のうっ血や鼻詰まりによって目の周りが圧迫され、それに脈打つような痛みと臭覚の喪失などが伴う副鼻腔炎がその代表です。

洞炎の治療法
第5章パート1のステップ5〜6、パート8のステップ1〜9のマッサージを行ってください。アレルギー性鼻炎にも効果的な治療法です。

合谷（LI4）、迎香（LI20）、印堂

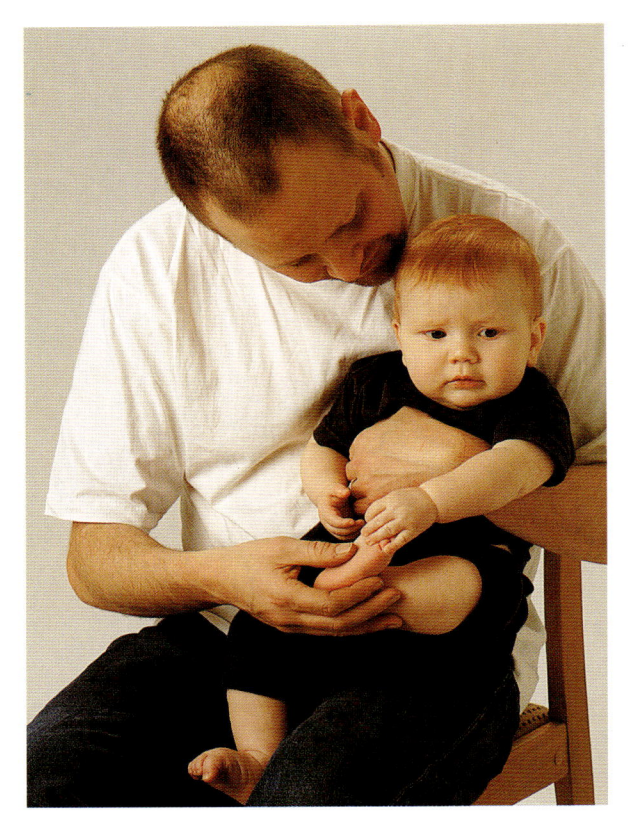

幼児と年少者のための推拿療法で、足と手のツボを刺激される子供。

攢竹（BL2）、尺沢（LU5）
注意：妊娠中は合谷を刺激しないこと。

幼児のための推拿

5歳未満の子供に行うマッサージは、推拿の中でも1つの専門の分野として確立しており、中国では広く実践されています。推拿は、十分な肉体的・精神的な発達を刺激するだけでなく、伝染病以外の症状の治療や免疫システムの活性化にも効果的です。ここでは一般的な症状に効く3つのテクニックを紹介します。

幼児の場合、マッサージを通して推拿が与えるものを楽しいとか心地よいと感じた場合、その感覚をただ受け止めるだけです。最初の数回は、ごくごく軽い力でマッサージを行い、子供がそれに慣れてきたら徐々に力を入れるようにしましょう。

内八卦(ないはっか)をさする

手のひらが、労宮(**P8**)を中心にした1枚の受け皿だと想像してください。内八卦とは、その受け皿の底部分の円と外周との間にある円のことです。このマッサージに最も適した時間帯は、就寝前です。赤ちゃんの肌にベビーパウダーをはたき、まず優しく労宮をもみます。小さな円を描くような動きで、最低でも50回は続けてください。そうしたら今度は内八卦の円周を時計回りに50〜100回さすります。反対の手にも同様に行いましょう。

効用：このマッサージには、血液と気の流れを促進し、臓腑(17ページ参照)を刺激する効果があります。夜泣きひどい場合にこのマッサージを行うと、驚くほど赤ちゃんを落ち着かせることができます。ガスが溜まっている、下痢や嘔吐の症状があるといった場合は、時計と反対周りにさすってください。

足三里(ST36)を刺激する

母指球を使ってヒザの横にあるこのツボをもみます。とても敏感なツボなので、ごくごく軽い力から始めてください。最低でも50回は押しながらもみ、反対側の脚も同様に繰り返します。

効用：腹痛を和らげ、腸の活動を活発にし、免疫システムを活性化させる効果があります。

腹部をさする

手のひらを使って、腹部に円を描くように、へそから恥骨までの気海(**R6**)エリアを時計回りにさすります。同様の動きを30〜50回続けてください。

効用：赤ちゃんを落ち着かせるのにとても効果的です。便秘の症状を和らげ、「脾」と「胃」を強化し、そして消化管の機能も促進してくれます。

思春期の推拿

思春期は、肉体面、精神面、感情面共に変化する時期であり、子供から大人へと成熟していく期間です。若者はこの時期、家庭の内外で、大人としての自覚を持とうとしたり、両親や社会の期待と自分の望みとの折り合いをつけようとしたりして、人間関係の悩みを経験することもあるでしょう。若者の多くがテストを受けたり、仕事を選んだりといった重要な局面に立たされます。この時期は毎日、感情、特に怒りや憂いといった感情に自分自身が支配されてしまう傾向にあります。

思春期特有の肉体的な問題は、たいていホルモンのアンバランスやその生活スタイルに原因があります。ティーンエイジャーのにきび、集中力不足、貧血はすべて、ファーストフードの摂りすぎや悩みすぎ、夜更かしのしすぎなどの過剰要因か、栄養のある食べ物の摂取不足やリラックス不足、睡眠不足などの不足要因から起こります。推拿マッサージは感情面の問題も肉体面の問題も両方治療してくれるの

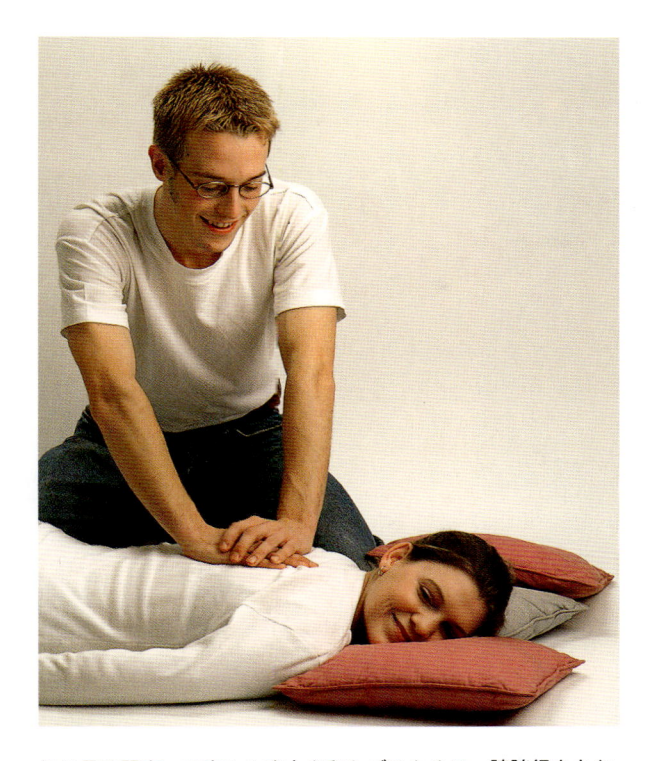

机に長時間座って痛めた背中を和らげるために、膀胱経をもむ。

で、多くの思春期特有の症状にとても効果を発揮するのです。

思春期問題の治療法
人生をトップスピードで走ることにストレスを感じている場合は、首、肩、背中のマッサージがお勧めです。この章に紹介した便秘、不眠症、その他のあらゆる症状の治療法を参考にしてください。さらに背中にある膀胱経のツボ、背兪穴（24ページ参照）を刺激して臓腑を強化しましょう。

不安感および憂いがある場合
三陰交（SP6）、内関（P6）
太谿（K3）、湧泉（K1）、印堂
注意：妊娠中は三陰交を刺激しないこと。

集中力が不足している場合
三陰交（SP6）、足三里（ST36）、百会（D20）、腎兪（BL23）
注意：妊娠中は三陰交を刺激しないこと。

怒りや反抗心を抱えている場合
太衝（LV3）、内関（P6）、印堂

にきびがある場合
三陰交（SP6）、血海（SP10）、曲池（LI11）、足三里（ST36）
注意：妊娠中は三陰交を刺激しないこと。

目が充血してかすんで見える、もしくはそのどちらかの場合
絲竹空（SJ23）、攅竹（BL2）、合谷（LI4）、太衝（LV3）
注意：妊娠中は合谷を刺激しないこと。

月経前症候群の場合
気海（R6）、三陰交（SP6）、太衝（LV3）、神門（H7）または内関（P6）、足三里（ST36）
合谷（LI4）、太陽
注意：妊娠中は三陰交および合谷を刺激しないこと。

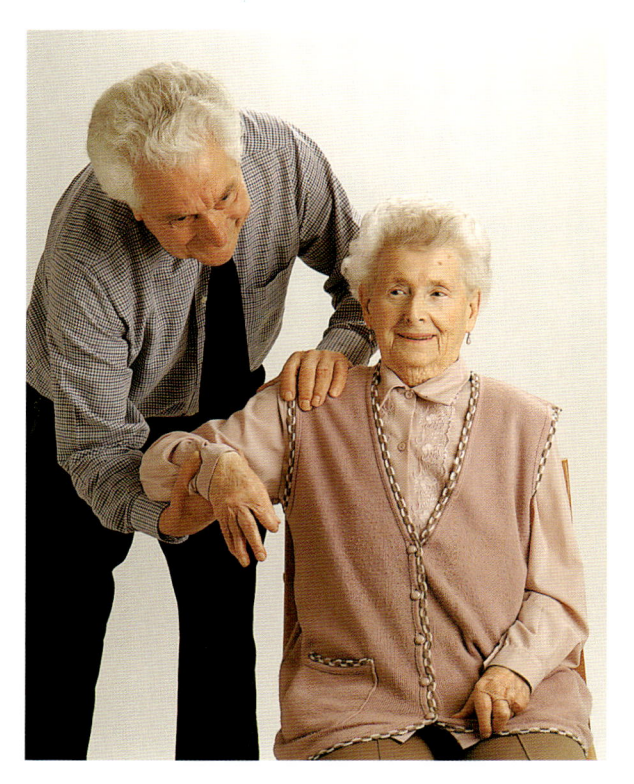

関節炎にかかった肩関節を柔軟にし、痛みを和らげて動きを滑らかにするために、腕を優しく回す。

熟年のための推拿

　中国哲学によると、加齢に伴う体の不調は、気の不足、つまり年と共に気が減っていくことによるものだそうです。気のバランスも悪くなるので、気管支や胸の不調を感じたり、寒気がしたり、耳が遠くなったり、耳鳴りがしたり、頻尿、尿漏れ、失禁といった症状に陥りやすくなったりします。特に年配の人には、高血圧の症状もよく見られます。高血圧の原因としては、動脈が細くなったことやストレスが考えられますが、その症状をさらに悪化させる要因は、肥満や禁煙、飲みすぎ、そして座ってばかりの生活スタイルです。

　老化を止めることはできませんが、推拿マッサージを行うことによって、その進行を遅らしバランスよく年を取っていくことは可能です。80代後半の人でも、30代の人と同じように推拿を楽しみ、その効

果を得ることができるのです。年配の人にマッサージする場合は、年と共に関節の動きは悪くなっているということを念頭において行いましょう。うつ伏せで寝るのは苦痛でしょうから、それ以外の姿勢でマッサージを行うようにしてください。年配の人には脂肪が少なくて骨を保護するものがあまりないこと、軟組織に痛みを感じることも多く簡単にアザができてしまうことも忘れないようにしましょう。それから、骨粗しょう症の人にマッサージは厳禁です。

熟年の方々への治療法
禁忌事項(12ページ参照)に当てはまる症状がないことを確認した上で、首、方、腕、背中をマッサージしてください。

血圧が高い場合(高血圧症)
風池(GB20)、太衝(LV3)、内関(P6)、神門(H7)、足三里(ST36)、曲池(LI11)、心兪(BL15)
湧泉(K1)、合谷(LI4)、大陵(P7)、曲沢(P3)
注意：妊娠中は合谷を刺激しないこと。
高血圧であるかどうかに関係なく、推拿を行うと血圧は下がります。

心臓が不調の場合
心兪(BL15)、肺兪(BL13)、神門(H7)

前立腺肥大または前立腺の炎症、下腹部の痛みを伴う、または伴わない排尿困難の場合
三陰交(SP6)、中極(R3)
気海(R6)、陰陵泉(SP9)、足三里(ST36)
注意：妊娠中は三陰交を刺激しないこと。

全身を健康に保つには、次の健康管理ツボ(24ページ参照)をできるだけ頻繁に刺激すること
風池(GB20)、肩井(GB21)、環跳(GB30)、足三里(ST36)、合谷(LI4)、三里(LI10)、曲池(LI11)、迎香(LI20)、列缺(LU7)、内関(P6)または神門(H7)、湧泉(K1)、三陰交(SP6)、太衝(LV3)、攅

竹**(BL2)、腎兪(BL23)、中極(R3)、気海(R6)**
注意：妊娠中は合谷および三陰交を刺激しないこと。

ひとりでやる推拿

どんな人でも、推拿の効果を得ることができます。最も効果的なマッサージ方法は、自分の届く範囲の体をこぶしで叩き、重要なツボをもむことです。これを毎日の日課にすれば、気持ちいいと思える要因が活性化されて、老化を遅らすことができます。

まず右手で左腕の外側を肩の方まで叩いていき、今度は腕の内側を叩いて下ろしてきましょう。これを数回繰り返します。次は左手で右腕を叩きます。左肩の上の肩井(**GB21**)を叩くときは、できれば左手で右肘を支えるといいでしょう。右肩の肩井も同様に行います。

今度は両手を使って、胸部、特に中府(**LU1**)と雲門(**LU2**)のある辺りを叩きます。さらに立って前かがみになった状態で、背中の両側をでん部の方まで叩いていき、膀胱経上と環跳(**GB30**)を刺激してください。そして両手の手根を使い、腎兪(**BL23**)を力強くさすって「腎」を刺激します。

前かがみになったまま両脚を開き、脚の外側そして内側と同時に叩いていきます。そうしたら片脚を楽に乗せられる範囲でイスの高い位置に乗せ、両手で上へ下へと叩きましょう。脚を変えて同様に繰り返します。

次の健康管理ツボを押しながらもみましょう
風池(GB20)、肩井(GB21)、足三里(ST36)、合谷(LI4)、曲池(LI11)、迎香(LI20)、列缺(LU7)、内関(P6)、湧泉(K1)、太谿(K3)、三陰交(SP6)、太陽、印堂、太衝(LV3)、攅竹(BL2)、腎兪(BL23)、気海(R6)、百会(D20)
注意：妊娠中は合谷および三陰交を刺激しないこと。

解説

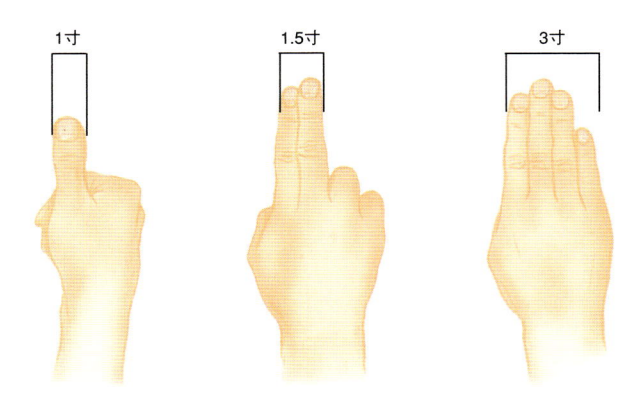

「寸」を使った測り方（指寸法）

「寸」は中医学でのみ使われている単位で、体内の器官や組織の指標となる骨格や筋肉（下図と右図を参照）の位置と各ツボの位置との距離を測るときに用いられます。

親指1本の幅が「1寸」、人差し指と中指をくっつけた幅が「1.5寸」、そして親指以外の4本の指をくっつけた幅が「3寸」です。当然、「寸」の幅は人によって異なってきます。推拿治療を受ける人のツボの位置を正確に見つけるためには、受術者の指を使って距離を測る必要があるわけです。

筋肉

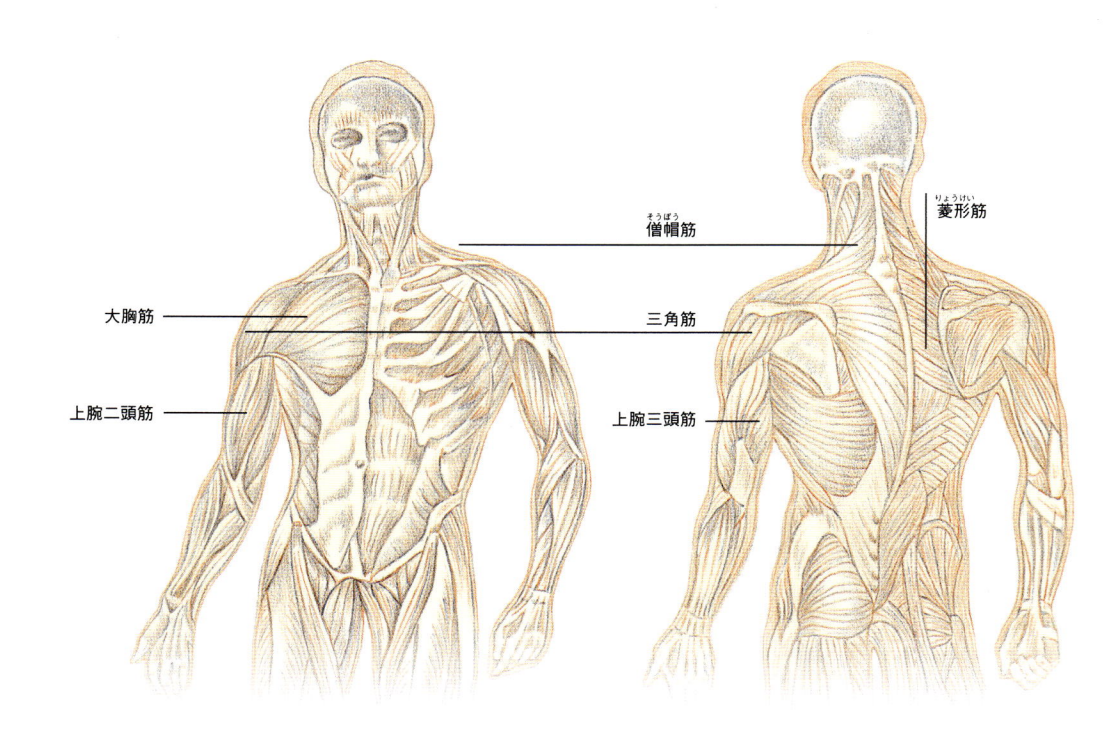

骨格

　脊椎骨および肋骨は、体の上から下に向かって数えます。例えば第3肋骨といえば、上から3本目の肋骨のことです。手の骨は親指側から小指側に向かって数えていきます。足の骨も同様に、大きい方(第1趾)から小さい方(第5趾)に向かってです。

　脊椎骨の位置は、次のことを目安に考えてください。第7頚椎は、頭を前に倒したときに出っ張る骨、腰の柔らかくなっている部分のくぼみが、第2腰椎と第3腰椎の間と同じ高さです。

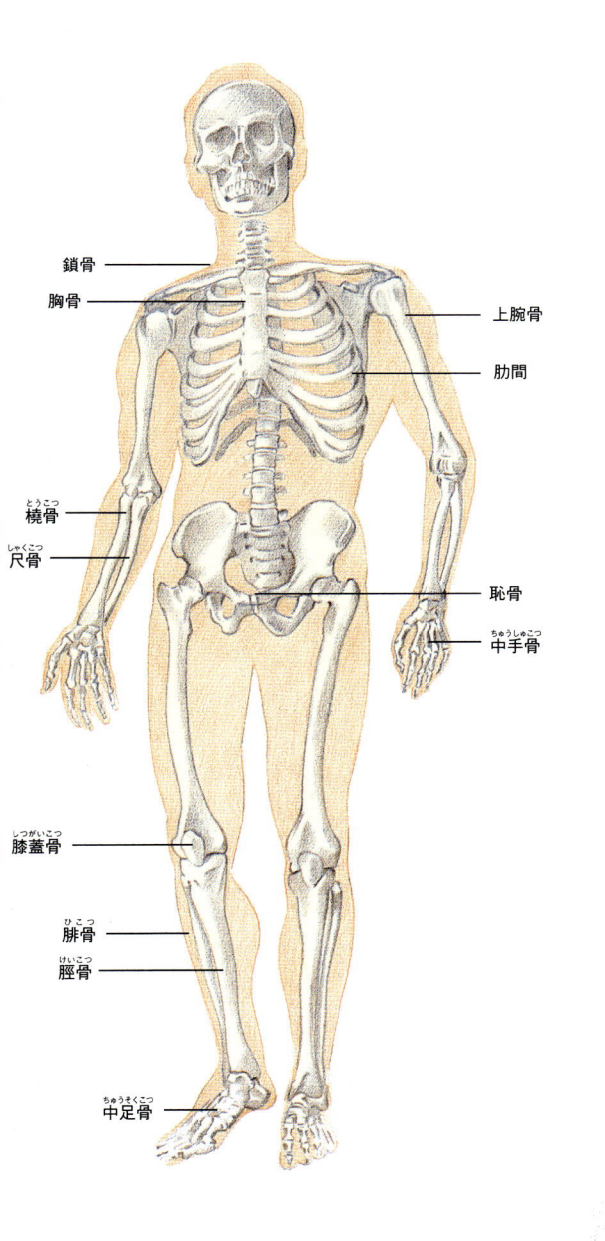

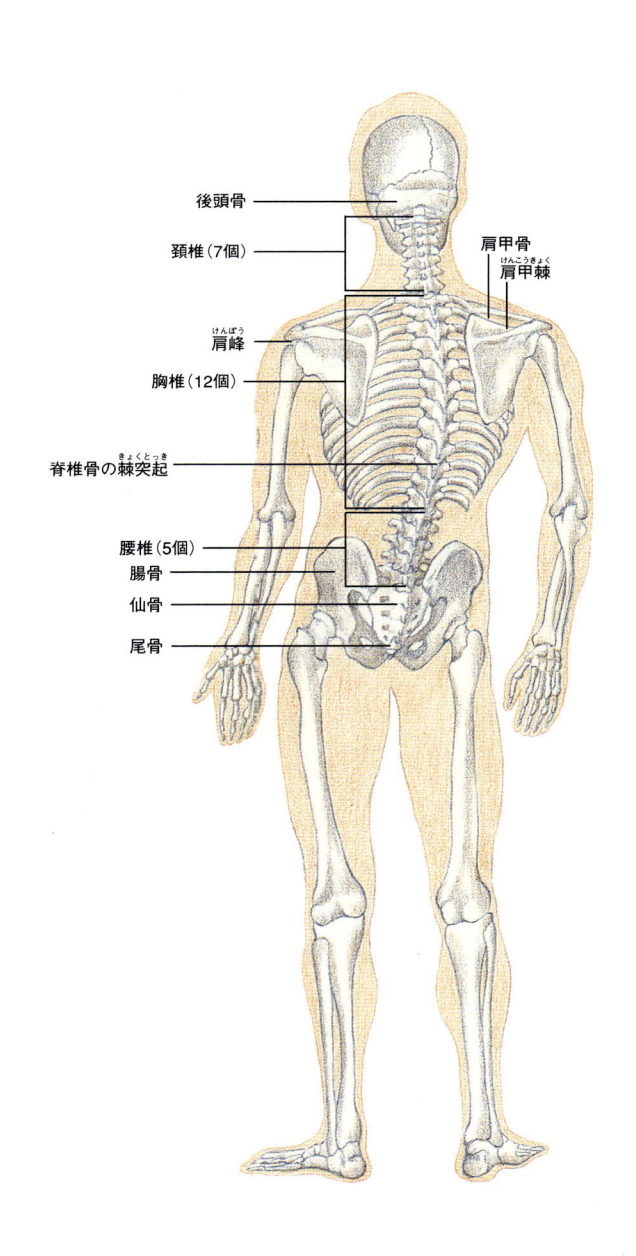

前面図ラベル: 鎖骨、胸骨、上腕骨、肋間、橈骨（とうこつ）、尺骨（しゃくこつ）、恥骨、中手骨（ちゅうしゅこつ）、膝蓋骨（しつがいこつ）、腓骨（ひこつ）、脛骨（けいこつ）、中足骨（ちゅうそくこつ）

背面図ラベル: 後頭骨、頚椎(7個)、肩甲骨、肩甲棘（けんこうきょく）、肩峰（けんぽう）、胸椎(12個)、脊椎骨の棘突起（きょくとっき）、腰椎(5個)、腸骨、仙骨、尾骨

用語

アキレス腱 ふくらはぎの筋肉とかかとの骨を結びつけている腱

陰陽 中国哲学の根底となっている2つの要素（15ページ参照）

カイロプラクティック 手技によって体、特に脊椎の不調を治す療法

滑液嚢炎（かつえきのうえん） 関節の間にあって、中に滑液を含んだ小さな嚢の炎症

乾癬（かんせん） 肌の一部が赤くなったりはがれたりしてかゆくなる病気

気 経絡の中を流れる生命エネルギー、または生命力

急性 ある症状が、突然、激しく襲ってくる状態で、たいていは短時間で収まる

胸椎（きょうつい） 頚椎と腰椎の間にある部分

棘突起（きょくとっき） 脊椎骨の外側にある骨の突起部

頚椎炎 頚椎の炎症

頚椎 首部分の脊椎

経絡 気が流れている筋道

月経前症候群（PMS） PMT（月経前緊張）とも言う

結合組織 各器官や腱、靭帯を支えたり結合したりする細胞

結合組織炎 特に筋肉周りの線維組織の炎症

結膜炎 目の粘膜の炎症

腱 筋肉と骨を結びつけている線維細胞

肩甲骨 肩の裏側にある三角形の骨（139ページ参照）

叩打法 打ったり叩いたりする手技（66ページ参照）

後頭部 頭蓋骨の裏側

硬変 組織が硬くなったり分厚くなったりすること

骨粗しょう症 カルシウムの不足によって骨に穴が空いて砕けてしまった状態

坐骨神経痛 脚に伸びている坐骨神経の神経痛

三角筋 肩の外側部分にある分厚い筋肉

湿疹 カサカサしてかゆみを伴う皮膚の炎症や火傷による損傷など

脂肪質 脂肪の多い

尺骨（しゃくこつ） 前腕の内側にある長い方の骨

手掌（しゅしょう） 手のひら

上腕骨 上腕にある骨

神経痛 1本または複数の神経に沿って感じる重度の痛み

靭帯 骨と軟骨を結ぶ線維組織

心包 「心」と密接な関係を持つ臓

じんましん 発疹に同じ

捶法（すいほう） 軽く握った拳で叩く手技（66ページ参照）

寸 中国医学特有の単位（138ページ参照）

整骨治療 特に骨への手技をベースにした療法

正中線 前および後ろから見たときの体の中心線

仙骨 脊椎の基底部にあるV字型の骨

僧帽筋（そうぼうきん） 背中、肩、首に広がる平たい三角形の筋肉（138ページ参照）

側掌撃法（そくしょうげきほう） 手の側面でたたく手技（66ページ参照）

大胸筋 肩と上腕を動かすための大きな胸筋

脱出症 臓器の全部または一部が本来の位置から脱出してしまうこと

断筋法（だんきんほう） 筋肉組織を横に引っ張る手技

中手骨（ちゅうしゅこつ） 手首と指の付け根の関節との間にある骨

腸骨仙骨 仙骨と腸骨が合わさる部分（139ページ参照）

ツボ 気が刺激される経絡上のポイント

橈骨（とうこつ） 前腕の外側にある骨

督脈（とくみゃく） 経絡の種類（51ページ参照）

軟骨組織 関節内の骨の表面にある軟骨のこと

任脈（にんみゃく） 経絡の種類（50ページ参照）

拍法（はくほう） 叩打法のテクニックの1つ（67ページ参照）

ハムストリング 膝裏にある腱

鼻炎 鼻の粘膜の炎症

腓骨（ひこつ） 下腿部の外側にある細い骨

副鼻腔炎 副鼻腔の炎症

変形性関節炎 関節が変形して痛みやコリを引き起こす状態

慢性 ある症状が、継続的で体を衰弱させるような状態であること

耳鳴り 耳の中で音がする状態

腰椎 一番下の肋骨とお尻の骨の間部分

腰痛 腰の痛み

リューマチ性関節炎 関節の炎症、腫れ、痛みを伴う筋骨格の慢性疾患

菱形筋（りょうけいきん） 脊椎と肩の間にある筋肉

参考文献

Leon Chaitow著 "The Acupuncture Treatment of Pain" Thorsons, 1983

Cheng Xinnong編 "Chinese Acupncture and Moxibustion" Foreign Languages Press, Beijing, 1990

Dianne M Connelly著 "Traditional Acupuncture-The law of the Five Elements" Traditional Acupuncture Institute, 1994

Geng Junying, Su Zhihong著 "Basic Theories and Principles" New World Press, Beijing, 1990

Angela Hicks著 "Principles of Chines Medicine" Thorsons, 1997

Sandra Hill, Peter Firebrace著 "A Guide to Acupuncture" Constable, 1994

クリス・ジャーメイ&ジョン・ティンダル著「軽い病気をおさえる指圧」／産調出版（1998年）

Ted Kaptchuk著 "The Web that has no Weaver" Hutchinson, 1983

Lucinda Lidell著 "The Book of Massage" Ebury Press, 1989

Luan Changye著 "Infantile Tui Na Therapy" Foreign Languages Press, Beijing, 1989

Paul Lundberg著 "The book of Shiatsu" Gaia books, 1992

Sheila McNamara, Dr song Xuan Ke著 "Traditiional Chinese Medicine" Hamish Hamilton, 1995

Peter Mole著 "Acupuncture" Element, 1994

ピェーチェー・チン著「痛みを取るマッサージ自然療法」／産調出版（1996年）

Tom Williams著 "The Complete Illustrated Guide to Chinese Medicine" Element, 1997

JR Worsley著 "Talking about acupuncture" Element, 1992

Author's acknowledgements

I owe a debt of gratitude to the Chinese doctors of the Traditional Chinese hospitals of Shanghai, Weihai, and X'ian who have most generously and patiently taught me the theory and practice of Tui Na. In particular, I give special thanks to Dr Zhao Shui-an who has given unstintingly of his time, expertise, and care during each of my five visits.

My thanks also go to my husband Trevor for the enjoyable hours of discussion and brainstorming involved in preparing this book, and to my
daughters Gisela, Gina, and Danella, and my son Graham, for patiently and skilfully modelling for most of the photographs and being excellent
ambassadors for Tui Na.

Lastly a special word of thanks to Lucy for the long hours of work she has spent designing the book, and to Caroline, the editor for simplifying the sophisticated text and making it easily understood.

Publisher's acknowledgements

Many thanks to Jenny and Owen Dixon for the computer generated artwork.

The publishers would also like to thank Lynn Bresler for the index; and the following who posed for photographs in this book: Maria Mercati and her family, Jamie Dawkins, Neal Wickens, Phil and Alexander Johnson, Gertrude Mercati, John Hellier, and Frank Forbes.

All artwork was by Aziz Khan, except pages 21, 25, 27, 32, 37, 42, 45, and 138–9.

索引

あ
アザ 132
足 19
　マッサージ 107−11, 114−18, 132
　足首の痛み 31, 49
　　治療法 131−2
足三里(ST36) 24, 41, 51, 114, 131
脚の不調 31, 41, 49
脚のマッサージ 107−11, 112−13, 114−18
阿是穴 127, 130, 131
頭の不調 44, 48
頭のマッサージ 122−5
圧力を与える 53
按法 54−5
「胃」 17, 37
胃経 18, 19, 37, 40−1
痛み 127, 128−32
委中(BL40) 49, 108, 129, 131
胃痛 41, 44
一指禅推法 63
胃兪(BL21) 24, 49, 103, 134
イライラ 35, 46, 47, 48
陰 15
　陰経 18, 19
　陰の臓 17
陰谷(K10) 46, 131
印堂 123, 133, 134, 136, 137
インフルエンザ／風邪／咳 31, 36, 41, 42, 43, 44, 47, 48
殷門(BL37) 49, 108
陰陵泉(SP9) 39, 114, 131, 133
腕の痛み 34, 44
腕のマッサージ 85−98
雲門(LU2) 43, 86, 121, 137
翳風(SJ17) 36, 123
嘔吐 29, 40, 49
親指の痛み 43, 44, 131

か
外関(SJ5) 36, 90, 128, 133
解谿(ST41) 41, 11, 131, 132, 133
顔の不調 30, 31, 36, 40, 44
顔のマッサージ 122−5
膈兪(BL17／血会) 48, 103, 132, 133
肩の痛み 31, 32, 34, 36, 44
　治療法 82−4, 85−98, 129−30
「火」の要素 20, 21, 32
過敏腸症候群 37, 119, 134
「肝」 16, 17, 27
肝経 18, 19, 27, 28−9
関元(R4) 50
感情 11, 20, 21, 35, 37, 127

環跳(GB30) 24, 31, 102, 108, 112, 129, 137
肝兪(BL18) 24, 48, 103
気 10, 11, 14, 15, 16, 18
気海(R6) 24, 50, 120, 133, 134
気衝(ST30) 40, 129
気の流れ 11, 18, 22, 127
期門(LV14) 28, 29, 132
丘墟(GB40) 31, 110, 118, 129, 131, 132
頬車(ST6) 40, 123
胸部のマッサージ 119−21
曲泉(LV8) 29, 131
曲沢(P3) 35, 137
曲池(LI11) 24, 44, 71, 90, 128, 130, 134, 136, 137
魚際(LU10) 26, 43, 90, 131
帰来(ST29) 40
筋肉 23, 31, 33, 82, 138
屈伸 71−2
首の不調 31, 34, 43
首のマッサージ 82−4, 122−5, 128
くぼみ 32, 33, 39
ケーススタディー 19, 27, 32, 37, 38, 42, 45
迎香(LI20) 24, 26, 44, 123, 134, 137
経絡 10, 18−9, 20, 22−51
　英略表記 23
下関(ST7) 40, 123
「血」 15, 16
厥陰兪(BL14／心包のツボ) 24, 49, 103
血海(SP10) 39, 114, 131, 136
下痢 39, 40, 41, 44, 47, 49
　治療法 101, 133
肩外兪(SI14) 34, 83, 128, 130
肩髃(LI15) 44, 73, 86, 87, 93, 94
健康管理ツボ 24, 46, 137
肩中兪(SI15) 34, 103
肩貞(SI9) 34, 83, 87, 130
肩髎(SJ14) 36, 73, 86, 87, 93, 94, 95, 130
高血圧(高血圧症) 44
　治療法 137
合谷(LI4) 24, 44, 52, 93, 128, 130, 131, 132, 133, 134, 136, 137
孔最(LU6) 43, 90, 132
公孫(SP4) 39, 118, 132
叩打法 66−7
肓兪(K16) 46
五行 20, 21
後谿(SI3) 34, 93, 128
腰の痛み 41
腰のマッサージ 99−106, 112−13, 115−16
五十肩 88, 129
五要素 15

ゴルフ肘 130
「金」の要素 20, 21, 42
滚法 64−5
崑崙(BL60) 26, 49, 106, 108, 129, 132, 133

さ
坐骨神経痛 31, 49
　治療法 102, 108, 129
擦法 60−1
三陰交(SP6) 24, 39, 52, 114, 131, 132, 134, 136, 137
「三焦」 17, 32
三焦経 18, 19, 32, 36, 90
三焦兪(BL22) 24, 49, 103
攅竹(BL2) 18, 24, 49, 83, 123, 133, 134, 136, 137
三宝 15, 16
三里(LI10) 24, 44, 130, 132, 134
絲竹空(SJ23) 36, 136
歯痛 36, 40, 44
尺沢(LU5) 43, 90, 130, 132, 134
揉法 58−9
臑兪(SI10) 34, 83, 87, 130
小海(SI8) 34, 130
少海(H3) 33, 90, 130
照海(K6) 46, 110, 131, 132
承山(BL57) 49, 108, 114, 129, 131
少商(LU11) 43
「小腸」 17, 32
小腸経 18, 19, 32, 34, 82
承扶(BL36) 49, 108, 129
次髎(BL32) 49, 129, 133, 134
「心」 16, 17, 32
「腎」 16, 17, 45, 46, 101, 105, 106, 137
神 15, 16
津液 15, 16, 32
心経 18, 19, 32, 33
腎経 18, 19, 45, 46−7
神経痛 36
神蔵(K25) 46
心臓の痛み／動悸 33, 35, 47, 48
　治療法 137
「心包」 16, 17, 32
振法 62
心包経 18, 19, 32, 35
神門(H7) 2433, 130, 134, 136, 137
心兪(BL15) 24, 48, 83, 103, 137
腎兪(BL23) 24, 49, 101, 103, 129, 132, 133, 137
水溝(D26) 51
推拿 10, 11, 12, 13
　思春期の推拿 135−6
　熟年のための推拿 136−7
　全身健康推拿 80−125

索引　143

テクニック　52−79
ひとりでやる推拿　137
毎日の推拿　126−37
やってはいけない場合　12
幼児のための推拿　134−5
「水」の要素　20, 21, 45
推法　62
捶法　66
睡眠障害　33, 39
頭痛　29, 30, 31, 36, 41, 43, 44, 49
　治療法　133
ストレッチ　78−9
スポーツ障害　127, 128−32
寸　23, 138
精　15, 16
睛明(BL1)　26, 49, 123
西洋医学　14
生理不順　29, 37, 40, 41, 119
背中下部の痛み　46, 49, 108
　治療法　112−3, 129
　中国医学／西洋医学での治療法　14
背中の痛み　19, 34, 45
　背中下部の痛みの項も参照
背中のマッサージ　99−106, 109
喘息　42, 43, 47, 48
　治療法　132
臓　16, 17, 20
臓腑　16−7, 20
側擦法60
側掌撃法　66
率谷(GB8)　30, 133

た

太淵(LU9)　43, 90, 132
大横(SP15)　39
太谿(K3)　46, 108, 118, 131, 132, 136, 137
大杼(BL11／骨会)　24, 48, 83, 103, 128
太衝(LV3)　24, 29, 118, 128
「大腸」　17, 42
大腸経　18, 19, 42, 44, 85
大腸兪(BL25)　24, 49, 101, 109, 129, 132, 133, 134
大椎(D14)　51
太陽　122, 123, 133, 136, 137
大陵(P7)　35, 130, 137
「胆」　17, 27
断筋法　63
胆経　18, 19, 27, 30−1, 82, 123
膻中(R17)　50, 121, 132
胆兪(BL19)　24, 48, 103
秩辺(BL54)　49, 102, 129
注意　5, 12, 52
中医学　14−21, 127

中脘(R12)　50, 120, 134
中極(R3)　24, 50, 120, 137
中国解剖学の単位　23
中国式の揉法　64
中渚(SJ3)　36, 93, 128, 133
中府(LU1)　43, 86, 121, 137
聴会(GB2)　30
聴宮(SI19)　34, 123
ツボ　22, 23, 24, 25, 26, 53
　中国語の名前　26
　背兪穴　24
　見つけ方　18, 23, 138
手　19, 34, 35, 36
手首の痛み　43, 130
テニス肘　44, 130
　マッサージ　85−98
てんかん　31, 46, 48
天枢(ST25)　40, 132, 133, 134
天井(SJ10)　36, 130
天宗(SI11)　34, 83, 103, 128, 130
天柱(BL10)　26, 48, 84, 128, 133
瞳子髎(GB1)　30, 123
抖法　68−70
犢鼻(ST35)　41, 115, 131
督脈　18, 51, 98
特効穴　24
「土」の要素　20, 21, 37

な

内関(P6)　24, 35, 90, 133, 134
内臓　11, 16−17
内庭(ST44)　41
内八卦　135
拿法　56−7
軟組織マッサージ　13, 53, 54−67
任脈　18, 50
捻挫　132

は

「肺」　16, 17, 42
肺経　18, 19, 42, 43, 86, 88
排尿障害　46, 137
肺兪(BL13)　24, 48, 83, 88, 99, 132, 137
背兪穴　24, 48−9, 99, 103
吐き気　35
拍法　67
肌の状態　12, 39, 44
反復筋肉損傷　130
抜法　76−7
「脾」　16, 17, 37
髀関(ST31)　41, 114, 129
脾経　18, 19, 37, 38−9
ヒザの不調　29, 31, 41, 47, 131
肘の痛み　33, 36, 43, 130

臂臑(LI14)　44, 130
ひとりでやる推拿　137
百会(D20)　41, 51, 124, 133, 136
脾兪(BL20)　24, 49, 103, 134
腑　17, 20
風市(GB31)　31, 108, 112, 129
風池(GB20)　24, 31, 84, 125, 128, 133, 137
服薬　12, 81
腹痛　29, 39, 40, 41, 44, 47, 48
副鼻腔炎　44, 134
腹部のマッサージ　119−21
復溜(K7)　46, 132
不眠症　33, 35, 37, 39, 46
　治療法　133−4
ペアマッサージ　13, 68−79
秉風(SI12)　34, 83, 128, 130
偏頭痛　27, 29, 30, 36, 133
便秘　40, 41, 44, 49
　治療法　101, 132
「膀胱」　17, 45, 106
膀胱経　18, 19, 45, 48−9, 98, 99, 100, 105, 106, 117, 135, 137
膀胱兪(BL28)　24, 49
豊隆(ST40)　41, 114, 132
ボディーハーモニクス・ロール　65

ま

耳の不調　30, 31, 34, 36, 40, 46, 49
むくみ　39, 47
むち打ち　128
命門(D4)　51, 129
目の不調　27, 30, 31, 36, 48
めまい／気絶　36, 46
「木」の要素　20, 21, 27

や

湧泉(K1)　46, 111, 134, 136, 137
陽　15
　陽経　18, 19
　陽の腑　17
腰痛　31, 49, 129
陽白(GB14)　30, 123, 133
揺法　73−5
陽陵泉(GB34)　31, 108, 128, 129, 130, 131, 132

ら

梁丘(ST34)　41, 114, 129, 131
梁門(ST21)　40
蠡溝(LV5)　29
列欠(LU7)　24, 43, 90, 128, 130, 132, 133, 137
労宮(P8)　35, 90, 134, 135

産調出版の関連書籍

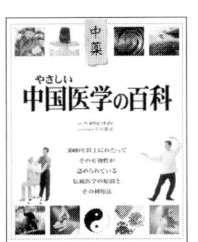

やさしい中国医学の百科
その有効性が長く認められている伝統医学の原則と利用法

ペネラピ・オディ 著
安井廣迪 監修

中国医学の素晴らしい診断技術と食事、指圧、気功、太極拳などの治療法を解説。基本的な漢方薬一覧も掲載。対症療法に頼らない心身全体の健康のための重要なポイントがわかる。

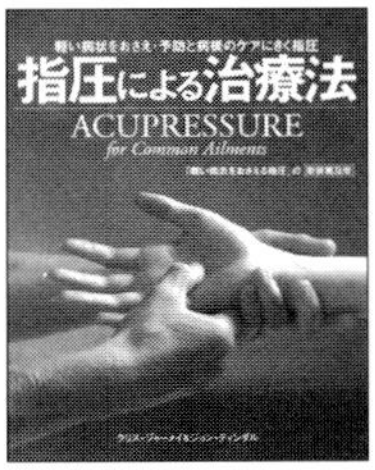

本体価格2,800円

指圧による治療法
軽い病状をおさえ予防と病後のケアにきく指圧

クリス・ジャーメイ＆
ジョン・ティンダル 著

日ごろ悩まされているいろいろな症状を緩和する自助療法、指圧。そのテクニックおよびツボの位置をわかりやすく紹介します。

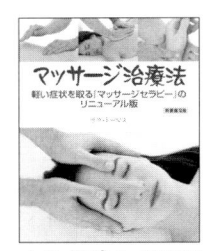

本体価格1,900円

マッサージ治療法
軽い症状を取る『マッサージセラピー』のリニューアル版

サラ・トーマス 著

手に秘められたヒーリング・パワーを使い、日常おこる様々な健康上のトラブルを軽減するリラックス自然治癒法。現代社会のストレスを、アロマオイルを併用した心地よいマッサージで和らげる。

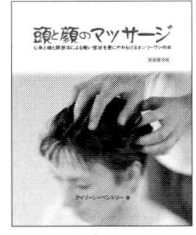

本体価格1,800円

頭と顔のマッサージ
心身と魂と瞑想法による軽い症状を更にやわらげるオンリーワンの本

アイリーン・ベントリー 著

著者の頭・首・肩のステップ式マッサージプログラムは、心と体のセラピーを統合した独自の方法。瞑想と視覚化のテクニックが深いヒーリングの道標に。美容師・理容師さんのエクストラサービスにも最適。

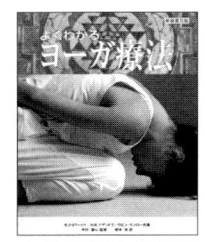

本体価格2,300円

よくわかるヨーガ療法
肉体と精神の健康を実現するヨーガ・セラピー

R・ナガラートナ他 著
木村慧心 監修

呼吸をゆっくりとさせる、各種の筋肉をリラックスさせる、心の働きを静める、という三種類のヨーガ行法が病気治療に役立つ。

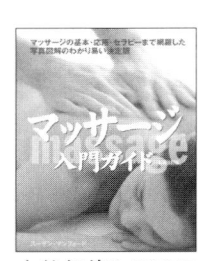

本体価格2,000円

マッサージ入門ガイド
マッサージの基本をわかり易く網羅した完全版

スーザン・マンフォード 著

マッサージによく使われるオイルの種類とその働き／基礎テクニック／体の部位ごとの基本マッサージ／応用テクニック／体の部位ごとの応用マッサージ／特定の目的のためのマッサージ。

本体価格2,500円

TUINA
スイナ式中国整体

発　　　行　2008年 7月10日
本体価格　2,200円
発行者　平野 陽三
発行元　ガイアブックス
発売元　産調出版株式会社
〒169-0074 東京都新宿区北新宿3-14-8
TEL.03(3363)9221　FAX.03(3366)3503
http://www.gaiajapan.co.jp

Copyright SUNCHOH SHUPPAN INC. JAPAN2008
ISBN978-4-88282-665-1 C0077

著　者：マリア・マーカティ (Maria Mercati)
イギリスのチェルトナムにある「ボディーハーモニクス・センター」の創始者であり、西洋における推拿指導の第一人者。本書では、彼女が中国で学んだことを元に開発した独自の全身健康推拿を初公開。

翻訳者：赤星 里栄（あかぼし りえ）
一橋大学社会学部卒業。訳書に『ベビーヨーガ』、『マタニティヨーガ』、『メイクアップ』(産調出版)など。

落丁本・乱丁本はお取り替えいたします。
本書を許可なく複製することは、かたくお断わりします。
Printed in China